国家卫生健康委员会"十四五"规划教材

全国高等学校教材

供医学检验技术专业用

临床分子生物学检验技术实验指导

第2版

主　编　李　燕

副主编　常晓彤　陈　娟

编　　委　（以姓氏笔画为序）

王佳谊	上海交通大学医学院附属胸科医院	李雪霞	海南医科大学
石玉荣	蚌埠医科大学	何　方	杭州医学院附属人民医院
代　娣	中国医科大学附属第一医院	陈　娟	重庆医科大学
向　波	广州医科大学附属第一医院	岳　丹	天津医科大学
孙梓暄	江苏大学	周　娟	四川大学
苏　明	北京大学人民医院	高春艳	首都医科大学
李　燕	成都中医药大学	常晓彤	河北北方学院
李江滨	广东医科大学	蔡　贞	南方医科大学南方医院
李志荣	河北医科大学第二医院		

编写秘书　俞小琴　成都中医药大学

人民卫生出版社
·北京·

图书在版编目（CIP）数据

临床分子生物学检验技术实验指导 / 李燕主编.
2 版. -- 北京：人民卫生出版社，2025.4. --（全国高等
学校医学检验专业第七轮暨医学检验技术专业第二轮规划
教材）. -- ISBN 978-7-117-37804-8

Ⅰ. R446.1

中国国家版本馆 CIP 数据核字第 202502NS54 号

| 人卫智网 | www.ipmph.com | 医学教育、学术、考试、健康，
购书智慧智能综合服务平台 |
| 人卫官网 | www.pmph.com | 人卫官方资讯发布平台 |

临床分子生物学检验技术实验指导
Linchuang Fenzi Shengwuxue Jianyan Jishu Shiyan Zhidao
第 2 版

主　　编：李　燕
出版发行：人民卫生出版社（中继线 010-59780011）
地　　址：北京市朝阳区潘家园南里 19 号
邮　　编：100021
E - mail：pmph @ pmph.com
购书热线：010-59787592　010-59787584　010-65264830
印　　刷：河北环京美印刷有限公司
经　　销：新华书店
开　　本：787×1092　1/16　　印张：10　　插页：2
字　　数：250 千字
版　　次：2015 年 4 月第 1 版　　2025 年 4 月第 2 版
印　　次：2025 年 5 月第 1 次印刷
标准书号：ISBN 978-7-117-37804-8
定　　价：36.00 元

打击盗版举报电话：010-59787491　E-mail：WQ @ pmph.com
质量问题联系电话：010-59787234　E-mail：zhiliang @ pmph.com
数字融合服务电话：4001118166　E-mail：zengzhi @ pmph.com

新形态教材使用说明

新形态教材是充分利用多种形式的数字资源及现代信息技术，通过二维码将纸书内容与数字资源进行深度融合的教材。本套教材全部以新形态教材形式出版，每本教材均配有特色的数字资源，读者阅读纸书时可以扫描二维码，获取数字资源。

获取数字资源的步骤

❶ 扫描封底红标二维码，获取图书"使用说明"。

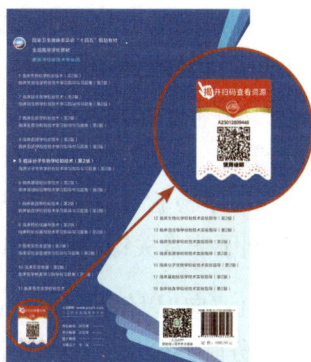

❷ 揭开红标，扫描绿标激活码，注册 / 登录人卫账号获取数字资源。

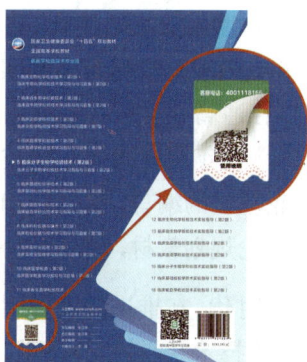

❸ 扫描书内二维码或封底绿标激活码随时查看数字资源。

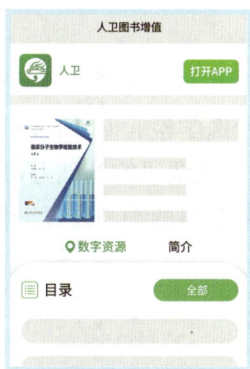

❹ 登录 zengzhi.ipmph.com 或下载应用体验更多功能和服务。

扫描下载应用

客户服务热线 400-111-8166

读者信息反馈方式

欢迎登录"人卫 e 教"平台官网"medu.pmph.com"，在首页注册登录后，即可通过输入书名书号或主编姓名等关键字，查询我社已出版教材，并可对该教材进行读者反馈、图书纠错、撰写书评以及分享资源等。

全国高等学校医学检验专业第七轮暨医学检验技术专业第二轮规划教材修订说明

我国高等医学检验专业建设始于20世纪80年代初，人民卫生出版社于1989年出版了第一套医学检验专业规划教材，共5个品种。至2012年出版的第五轮医学检验专业规划教材，已经形成由理论教材与配套实验指导和习题集组成的比较成熟的教材体系。2012年，教育部对《普通高等学校本科专业目录》进行了调整，将医学检验专业（五年制）改为医学检验技术专业（四年制），隶属医学技术类，授予理学学士学位。人民卫生出版社于2013年启动了新一轮教材的编写，在2015年推出了全国高等学校医学检验专业第六轮暨医学检验技术专业第一轮规划教材，对医学检验技术专业的发展起到了非常关键的引领和规范作用。

进入新时代，在推进健康中国建设，从"以治病为中心"向"以健康为中心"的转变过程中，医学检验技术专业的发展面临更多机遇与挑战。《国务院办公厅关于加快医学教育创新发展的指导意见》中明确指出，要推进医工、医理、医文学科交叉融合，加强"医学 +X"多学科背景的复合型创新拔尖人才培养。党的二十大报告也提出，要加强基础学科、新兴学科、交叉学科建设。医学检验技术属于典型的交叉学科，医工、医理结合紧密，发展迅速，学科内容不断扩增，社会需求不断增加，目前开设本专业的本科院校已增加到160余所，广大院校对教材建设也提出了新需求。

为促进教育、科技、人才一体化发展，人民卫生出版社在与教育部高等学校教学指导委员会医学技术类专业教学指导委员会、全国高等医学院校医学检验专业校际协作理事会联合对第一轮医学检验技术专业规划教材的使用情况进行广泛调研的基础上，启动全国高等学校医学检验专业第七轮暨医学检验技术专业第二轮规划教材的编写修订工作。

本轮教材的修订和编写特点如下：

1. 坚持立德树人，满足社会需求　从教材顶层设计到编写的各环节，始终坚持面向需求凝炼教材内容，以立德树人为根本任务，以为党育人、为国育才为根本目标。在专业内容中有机融入思政元素，体现我国医学检验学科40多年取得的辉煌成就，培育具有爱国、创新、求实、奉献精神的医学检验技术专业人才。

2. 优化教材体系，服务学科建设　为了更好地适应医学检验技术专业教育教学改革，体现学科特点，提升专业人才培养质量，本轮教材将原作为理论教材配套的实验指导类教材纳入规划教材体系，突出本专业的技术属性；第一轮教材将医学检验专业规划教材中的

《临床寄生虫检验》相关内容并入《临床基础检验学技术》，根据调研反馈意见，本轮另编《临床寄生虫学检验技术》，以适应院校教学实际需要。

3. 坚持编写原则，打造精品教材　本轮教材编写立足医学检验技术专业四年制本科教育，坚持教材"三基"（基础理论、基本知识、基本技能）、"五性"（思想性、科学性、先进性、启发性、适用性）和"三特定"（特定目标、特定对象、特定限制）的编写原则。严格控制纸质教材字数，突出重点；注重内容整体优化，尽量避免套系内教材内容的交叉重复；提升全套教材印刷质量，全彩教材使用便于书写、不反光的纸张。

4. 建设新形态教材，服务数字化转型　为进一步满足医学检验技术专业教育数字化需求，更好地实现理论与实践结合，本轮教材采用纸质教材与数字内容融合出版的形式，实现教材的数字化开发，全面推进新形态教材建设。根据教学实际需求，突出医学检验学科特色资源建设、支持教学深度应用，有效服务线上教学、混合式教学等教学模式，推进医学检验技术专业的智慧智能智育发展。

全国高等学校医学检验专业第七轮暨医学检验技术专业第二轮规划教材共 18 种，均为国家卫生健康委员会"十四五"规划教材。将于 2025 年出版发行，数字内容也将同步上线。希望广大院校在使用过程中能多提供宝贵意见，反馈使用信息，为第三轮教材的修订工作建言献策，提高教材质量。

主编简介

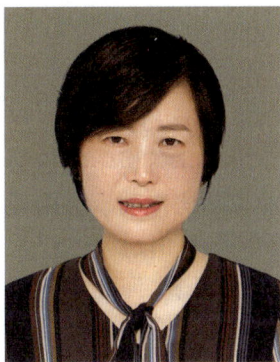

李 燕

　　女，1968 年 10 月出生于四川省成都市。教授，现任成都中医药大学医学技术学院教授委员会主任，临床检验诊断学硕士生导师，医学检验技术四川省一流本科专业负责人，"临床分子生物学检验技术"四川省一流本科课程负责人。兼任全国高等学校医学检验技术专业教材建设指导委员会委员、四川省本科高校医学技术类专业教学指导委员会委员、四川省医师协会检验医师分会委员等。

　　耕耘教学科研一线 32 年。将教材 - 课程 - 团队 - 学科融合建设，主讲"临床分子生物学检验技术""临床微生物学检验技术"等课程，获成都中医药大学第四届本科课堂教学质量奖一等奖。先后主持四川省高等教育教学改革项目 / 质量工程项目 4 项，作为负责人和主要完成人获得四川省高等教育教学成果奖二等奖 2 项、三等奖 1 项，四川省优秀电教科研成果三等奖 1 项，发表教改论文 20 余篇，主编、副主编、参编教材 12 部。在科研方面，先后主持和参与国家自然科学基金面上项目、四川省科技厅和四川省卫生健康委员会等省级以上项目 15 项，获四川省科学技术进步奖三等奖 1 项，以第一作者或通信作者在 *Talanta*，*Phytotherapy Research* 等国内外有影响力的杂志上发表科研论文 60 余篇。

副主编简介

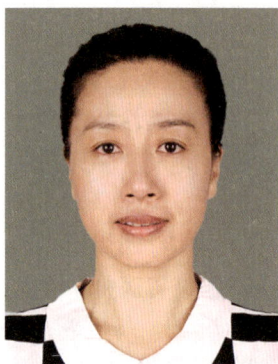

常晓彤

  女，1968年12月出生于辽宁锦州。教授，硕士生导师。河北省师德标兵，河北省教学名师。美国得克萨斯大学圣安东尼奥健康科学研究中心访问学者。现任河北北方学院医学检验学院院长，全国高等医学院校医学检验专业校际协作理事会副理事长，"临床生物化学、分子生物学、实验室管理和仪器学组"常务理事，河北省生物化学与分子生物学学会理事，河北省生物化学与分子生物学学会临床分子诊断专业委员会副主任委员。

  深耕教学一线32年，主讲"临床分子生物学检验技术""生物化学与分子生物学""临床生物化学检验"和"医学检验技术专业导论"等本科课程的理论和实验教学课程及研究生"医学英语翻译与写作"课程；主编、副主编、参编教材多部。

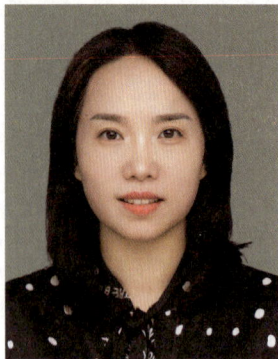

陈 娟

  女，1980年3月出生于重庆永川。现任重庆医科大学生物医学工程学院院长，感染性疾病教育部重点实验室副主任；兼任中华医学会微生物与免疫学分会青年学组副主任委员、重庆市科学技术协会副主席等。中国青年女科学家奖获得者、教育部长江学者特聘教授、国家"优秀青年科学基金"获得者。

  从事教学和科研工作13年，主持国家自然科学基金联合基金重点项目、优秀青年基金项目、国际合作项目等。在高水平期刊发表论文60余篇。授权中国发明专利5项，国际发明专利2项。获得中国青年科技奖、全国三八红旗手、重庆市自然科学奖一等奖/二等奖等奖励或荣誉。

前 言

在当前精准化医疗的背景下，分子生物学检验技术与临床医学的结合日趋紧密，愈来愈广泛地应用于感染性疾病、遗传病、肿瘤等疾病的诊断和治疗，在此过程中促进了分子检验医学的发展，其相应课程和教材建设的思路也不断调整和完善。

最初作为与医学检验专业理论教材配套的实验指导，第1版、第2版教材分别于2003年、2008年出版，名称为《分子生物学检验技术实验指导》。2010年，为更好地贴近临床，第3版教材更名为《临床分子生物学检验实验指导》。2015年，为顺应医学检验专业学科和学制的变化，在医学检验专业第六轮暨医学检验技术专业第一轮教材编写中，更名为《临床分子生物学检验技术实验指导》。这版教材加强了临床应用项目的介绍，确立了以分子生物学检验基本技术和临床应用为两大内容的教材架构，为本教材的编写奠定了基本逻辑和思路。

本教材按照基础、综合、创新实验三个层次，将上一版七个部分的实验内容进行了归类和修订，调整为四章，共四十个实验。第一章介绍临床分子生物学检验实验室规则及常用仪器，增加了实验室安全管理的应急预案，以培养学生的规则意识。第二章介绍临床分子生物学检验基本技术，新增了基因芯片技术、核酸测序及生物信息学分析技术，以提高学生专业基本技能的全面性。第三章介绍分子生物学检验技术在临床的应用，新增了肿瘤和药物代谢酶基因等检测项目，以培养学生解决临床实际问题的能力。第四章为临床分子生物学检验创新设计性实验，提供实验选题，进行方案设计和实验，以提升学生科研创新的基本素养。此外，本版教材新增加了实验操作视频、案例分析、检验流程图等数字化素材，极大地丰富了教学资源。

本教材具有以下特点：①注重基础训练。在基本技术实验项目中强调由简单到复杂，循序渐进，融会贯通。从试剂配制到操作步骤，力求完整、详细、具有可操作性。②注重临床衔接。以感染性疾病、遗传病、肿瘤等疾病为线索，将核酸分离提取、PCR、荧光探针法等多项技术贯通，培养学生综合运用分子生物学技术解决临床问题的能力，展现课程的价值引领。③注重内容创新。呼应实验教学改革的理念，采用基础、综合、创新实验的逻辑顺序编写，将创新实验项目设计为开放性教学模式；新增芯片技术、测序及生物信息学技术、肿瘤液体活检等创新性内容；新增数字化素材，使纸质和数字资源有机融合，支撑了学生的自主学习，提升了学生的学习体验。

本教材的完成离不开上一版编委打下的良好基础，离不开本版来自全国17所高校17位编委的辛勤奉献，他们以高度的责任感完成了各自的编写任务。上海交通大学医学院附属胸科医院王佳谊主任为本教材实验视频拍摄提供场地，田晓婷、李兰、徐鑫、张颖聪、裴诗雨、薛翔飞等师生参与实验视频的拍摄。成都中医药大学医学技术学院俞小琴博士担任本教材编写秘书，为书稿的整理做了大量辛苦工作，在此一并致以衷心的感谢。

  本教材虽经过全体编委的用心撰写和反复修改,但由于临床分子生物学检验技术发展非常迅速,加之学识水平所限,难免存在疏漏之处,敬请同行专家、使用本教材的广大师生批评指正。

李 燕

2024 年 12 月

目　录

第一章 临床分子生物学检验实验室规则及常用仪器

　　临床分子生物学检验是利用分子生物学的原理和方法研究人体内源性或外源性生物大分子和大分子体系的存在、结构或表达调控的变化,为疾病的预防、预测、诊断、治疗和转归提供信息和决策依据。随着科学技术的飞速发展,大量新技术、新方法不断引入,使分子生物学检验技术手段不断拓宽,水平不断提高,已成为临床诊疗中不可或缺的重要工具。

　　临床分子生物学实验复杂而细致,技术性很强,是理论与实践相结合的典型课程。通过本课程的教学,使学生掌握和熟悉常用分子生物学技术的基本原理、操作步骤、结果分析和意义;熟悉分子生物学技术在医学检验中的应用;并通过综合性、设计性和创新性实验,训练学生分析问题、解决问题的能力,培养学生的创新思维以及对生命科学探索的兴趣和爱好,为培养基础扎实、适应性强的分子生物学检验人才奠定基础。

第一节 临床分子生物学检验实验守则

　　分子生物学技术是由传统的生物化学、生物物理学、细胞生物学、遗传学、微生物学及免疫学等专业技术渗透、综合而形成,同时包含了数学、化学、物理学、计算机科学和信息技术的广泛渗入,并在此基础上开发了一系列特有的技术手段,如核酸序列扩增、核酸杂交、基因芯片、基因测序等分子生物学技术已用于临床感染性疾病的病原体检测、药物代谢基因检测、生殖遗传病诊断和肿瘤相关基因检测等领域,成为疾病诊断、治疗监测和预后判断的强有力工具。可靠的质量保证是分子生物学技术应用于临床的基础与前提条件,因此有必要进行临床分子生物学检验的全程质量管理,其主要包括对临床分子生物学实验室的硬件、软件进行质量管理。下面就临床分子生物学检验实验中应注意的问题作一介绍。

一、临床分子生物学实验室的环境和人员

　　临床分子生物学实验室是以体外检测核酸或蛋白质为目的的实验室,检测方法具有高灵敏度,因此对其实验室环境和人员有较严格的要求。

　　1. 临床分子生物学实验室应合理布局　划分专用的功能区,制定详细的人员和物品行走路线,并控制进出通道等;工作区域应有充分合理的空间、良好的照明和温湿度调节设备。为防止实验室污染,应严格分区操作,各区域需要有专用的仪器设备。一般要求分成四个工作区:试剂贮存和准备区、样本制备区、扩增区和扩增产物分析区。①试剂贮存和准备区:主要进行贮存试剂的制备、试剂的分装和主反应混合液的制备。此区域须配备的仪器设备有普通冰箱、混匀器、微量移液器及消耗品等。②样本制备区:主要进行样本的处理与保存,核酸(DNA、RNA)提取、贮存及加入到扩增反应管和测定 mRNA 时 cDNA 的合成(逆转录)等。需要配备的仪器设备包括普通冰箱、低温冰箱、高速台式离心机、混匀器、水

浴箱、微量移液器、超净工作台等。③扩增区：主要进行 DNA 或 cDNA 的扩增。由于扩增后的核酸量特别大，是最易导致污染（即"产物污染"）的地方。配备的仪器设备包括核酸扩增仪、微量移液器等。④扩增产物分析区：主要进行扩增产物的分析、鉴定，如琼脂糖凝胶电泳、聚丙烯酰胺凝胶电泳、膜上或微孔板上探针杂交、印迹转移、核酸测序等。

2. 临床分子生物学实验室操作人员应具有分子生物学与临床检验的专业知识　首先，实验室人员应具备防污染概念。分子生物学实验的对象主要是核酸，因此不同的 DNA 和 RNA 之间，不同的样品之间、核酸酶等蛋白质与核酸之间、产物与反应物之间都会造成实验污染，最终导致实验的失败。为了减少实验污染，实验所用的器材、试剂等需要消毒灭菌去酶处理；实验室工作人员须戴口罩和手套，甚至身穿隔离衣，防止人的汗液、唾液或泪液中所含的高活性 RNA 酶混入实验器皿或试剂；实验后，台面应及时进行消毒处理，发生污染时应立即消毒；对有些试剂的处理也应特别小心，大剂量的 RNA 酶、蛋白酶粉剂一般在室外开瓶，而不应在室内；对于 RNase、蛋白酶和 SDS 等试剂，应避免在精密天平附近称量，以免其颗粒污染天平或影响天平的准确性。0.1μg/ml 以上浓度的 RNA 酶溶液不能直接倒入下水道，称量优级纯的试剂时不能将过量的试剂重新放回瓶内，如果处理不当也会导致实验污染。

其次，实验人员要严格按照操作规程进行实验。分子生物学实验一般比较复杂，所用试剂、器材多，操作步骤多，易污染，经历时间长，短则一天，多则数日，因此在实验中一定要有整体实验的观念，严格按操作规程进行。

最后，实验人员要习惯微量操作。在分子生物学实验中，试剂的用量往往很少，液体常常可用到 1μl，即 1×10^{-3}ml，而普通的一滴水就有 20～100μl，固体物质可用到微克甚至纳克级，这是平常肉眼看不见的，因此实验人员必须在心理上逐渐适应微量概念。

二、临床分子生物学实验室的仪器设备和试剂耗材

仪器设备和试剂耗材的质量是保证检验结果准确的先决条件，包括仪器设备的维护校准、试剂保存与处理，以及耗材质检等。

1. 临床分子生物学实验室常用设备包括 PCR 仪、微量移液器、离心机、生物安全柜等。所有仪器设备均应进行日常保养、定期的维护和校准，使其处于良好的工作状态。

2. 分子生物学中需要的试剂种类多，而且对试剂的要求十分严格，有些实验不成功往往就是由于试剂处理不当造成的，如：①所用试剂纯度等级不够，应使用分析纯的误用化学纯；②试剂配制不当，有的化学试剂是结晶体，含有水分子，在称量时没有扣除它的份额，配制成的试剂浓度偏低；③除菌条件不对，有的需用过滤器过滤，而另一些需高温高压灭菌；④试剂污染，在称量、取用试剂时都有可能造成污染；⑤试剂储存时间过长，如测序用的丙烯酰胺制胶液，在 4℃ 条件下只能存放 1 个月；⑥试剂保存不当，有的应保存在 -20℃，有的只能在室温下保存。因此，须根据其性质正确保存和处理试剂。

3. 离心管、吸头和扩增管等耗材是分子生物学检验不可缺少的实验材料，耗材密封性、抑制物含量等都可直接影响检验结果，因此有必要对耗材进行质检以保证实验质量。

三、临床分子生物学实验室的主要污染源与防污染措施

影响临床分子生物学检测质量的主要因素为实验室污染，临床分子生物学实验室潜在污染源主要有临床标本中存在的微生物、存在于实验室的特定微生物、以前的扩增产物残

留或其形成的气溶胶、交叉污染的强阳性标本。

防污染措施主要包括①严格的实验室分区和严格遵守标准操作程序：分子生物学实验室设计应该有严格的分区，并且各区必须备有必需的仪器设备、工作服、实验用品等。另外，各区所有物品必须配备清晰可辨识的标记，严禁混用或共用。应严格遵守标准操作程序进行检测，不得随意减少步骤、缩短孵育或离心时间。②实验室清洁：注意选用适宜的消毒剂对仪器、实验台面等进行消毒。③对扩增产物的修饰：可通过紫外线照射、尿嘧啶-N-糖基化酶方法、扩增后的修饰方法等消除或减少扩增产物的污染。

（代娣）

第二节　临床分子生物学检验实验室安全管理制度

临床分子生物学实验室的工作内容广泛，具有多学科交叉的特点。在安全管理上既要满足一般意义上的水、电、气、火等安全需要，还须针对自身特点制定并完善可操作性强的安全管理措施和监督检查制度，从而保证实验室安全管理工作的规范化、制度化和标准化。制定安全管理制度时，务必参考相关安全法律法规和标准，确保安全管理制度的合规性和有效性。制定实验室安全管理制度时，应包括但不限于以下内容：

一、建立实验室安全准入制度

对于进入实验室的人员，可以根据工作内容和危害系数实行不同级别的准入机制，不可开展超出准入级别的工作；实验室应组织开展实验室安全培训、应急演练，使实验室人员具备自我防护和应对安全事故的能力。

二、健全安全风险评估机制

制定规范成熟的实验操作流程，特别是对于初次实验需要进行安全风险评估，对实验对象、实验环境中的相关指标等因素进行分析，科学评估安全信息、评估安全风险的严重程度，拟定出相应对策。

三、建立实验室安全管理体系

实验室所有的规章制度都是建立在安全管理体系之上。安全管理体系包括建立安全检查、仪器的管理使用、废弃物管理制度、危险标识使用规定、气瓶管理规定、应急处置预案等。

四、建立监督检查制度，定期进行自查

实验室每年至少组织一次安全管理体系的审查，全面检查、完善和修改规章制度。检查内容包括：安全管理体系运行情况；安全管理制度是否完善、是否落实；实验室设施、设备、应急装备、报警体系和撤离程序功能及状态是否正常；可燃易燃性、传染性、放射性以及有毒物质的防护、控制情况及废弃物处置等。

五、加强实验室安全管理教育

积极开展人员培训，加强对涉及实验室安全的监测与预警、疫情分析评估、流行病学调

查、消毒隔离技术等方面的业务培训；加强对实验室人员在法制化管理和法律责任方面的培训，提高全员安全意识，增强全员安全观念。

完善的制度、规范的措施、责任到人和检查督促，是保障实验室安全运行的有效途径。每个人都要认真负责地执行实验室的各项制度，特别是实验室安全管理制度；具有主人翁意识，对安全隐患及时排除，对不能排除的安全隐患应及时报告有关部门进行排除，对可能存在的安全隐患应采取快速、有效的控制措施，并及时向实验室管理部门报告，同时采取有效的防范措施。

（代 娣）

第三节 临床分子生物学检验实验室安全应急预案

分子生物学检验实验事故应急预案是实验室安全管理的重要组成部分。通过制订科学、合理和完善的应急预案，可以最大程度地减少实验事故的发生和损失，确保实验人员的人身安全和环境安全。在制订应急预案时，务必参考相关法律法规和标准，确保预案的合规性和有效性。实验室安全应急预案制订时，须包括但不局限于以下内容：

一、实验室须进行全面的风险评估和分析

主要包括识别潜在的风险因素，如涉及的生物材料、化学物质、设备故障等；评估每个风险因素的概率，即发生事故的概率和可能导致的后果；制订应对每种风险因素的应急措施，如事故发生后应该立即采取的救援措施和清理处理措施。风险评估和分析的结果应该是科学的、客观的，依据实验证据、相关统计数据，并参考相关法律法规和标准。

二、实验室须制定合理的应急响应流程

根据风险评估和分析的结果，制定具有可操作性的应急响应流程。关键步骤包括：①事故报告和紧急通知，实验人员应立即向实验室负责人和安全主任报告事故情况，并通知相关人员；②安全撤离和搜索救援，确保实验室人员的安全撤离，同时寻找并营救受困人员；③急救和伤病处理，提供紧急救治和医疗援助，保护实验室人员的生命安全；④事故处理和场地清理，尽快采取措施控制事故影响的扩散，并进行事故场地的清理和消毒。

三、实验室需制订应急资源优化调配计划

为有效地应对突发事故，必须提前做好应急资源调配计划，其内容包括：①应急设备和物资的准备，如急救箱、防护服、吸附剂等；②应急通信设备的准备，确保与外部紧急救援部门等及时有效地沟通；③应急人员的培训和指挥体系，为指定的应急人员提供培训，确保能够快速、高效地协调应急措施；④外部资源的准备，与相关单位或机构建立联系，以便在需要时能够获得外部的支援。

四、实验室内部需建立沟通和协调机制

突发事故发生时，必须保障信息共享和传递，确保实验人员对应急预案的了解，并能及时获取到最新的应急信息；使实验人员能够协调一致地开展应急工作。

五、实验室须制订可行的培训和演练计划

培训和演练计划包括：①培训实验人员的应急知识和技能，包括应急预案的内容、应急装备的使用、急救措施等；②开展应急演练，模拟各类实际情况，测试应急预案的可行性和有效性；③根据演练结果，总结经验教训并对应急预案进行改进。

各实验室还可根据实际情况，依据事故多发的类型，分别制订火灾类、触电类、中毒类、爆炸类、放射类、生物感染类、物理伤害类等方面的应急预案，内容应该涵盖事故发生后的应对措施，需要联系的关键机构和人员电话、平面图等内容；并结合实验室可能存在的风险和危害制订演练方案，演练结束后对发现的问题进行反思，找出原因，及时整改，提高应急演练的实效性。

（代 娣）

第四节　临床分子生物学检验实验室常用仪器介绍

一、微量移液器

微量移液器是分子生物学中最常用的计量仪器。其工作原理是通过内部密封的不锈钢活塞和弹簧，用手指按压和放松按钮来吸取和排出液体。

在使用移液器的过程中，应注意以下几方面：①必须根据设计容量选用适当量程的移液器，不可把容量计数调超过其标称的容量范围，否则会损坏移液器。②吸取不同类别的溶液应更换吸头，防止试样之间交叉污染；不同个体的体液标本也应更换吸头，否则会严重影响检验结果。③新吸头在使用前可吸排溶液几次，浸渍吸头以消除测量误差。④移液器吸液后严禁倒置、平放，以免溶液流入内腔，损坏活塞。⑤移液器不用时应存放在专用的支架上，不得任意放置。⑥长时间不用或刚取出的新移液器，应轻轻用手推动按钮上下按压几次，再进行正常使用。⑦注意正确读数；吸取液体时只能轻按第一挡，排出液体时需要按到第二挡；操作时要慢和稳；吸头浸入液体深度要合适，吸液过程尽量保持不变；使用完毕后调至最大量程。

二、离心机

离心机主要用于收集和分离细胞、细胞器和生物大分子等。实验用离心机可按其转速分为低速离心机（普通离心机）、高速离心机和超速离心机3种类型；按转子类型可分为水平转子、定角转子和垂直转子等；按能否降温可分为常温和低温两种；也可分为台式和落地式。

目前在分子生物学实验中常用的有水平或定角转子的低速和高速离心机。低速和高速离心机用于离心分离细胞、细胞核、细胞器和部分细胞膜组成部分。而超速离心机可配水平或定角或垂直或梯度转子，用于离心分离细胞器、细胞膜组成成分、核糖体和大分子。

三、PCR仪

PCR仪是利用耐热的聚合酶实现核酸体外扩增的常用设备，现在已被广泛应用于科研

和临床工作。PCR 仪通常由热盖部件、热循环部件、传动部件、控制部件和电源部件等部分组成。

根据 DNA 扩增的目的和检测的标准,可以将 PCR 仪分为普通 PCR 仪、梯度 PCR 仪、荧光定量 PCR 仪和数字 PCR 仪等。普通 PCR 仪一次 PCR 扩增仅能运行一个特定退火温度,而梯度 PCR 仪可设置一系列不同的退火温度。荧光定量 PCR 仪是在普通 PCR 仪基础上增加荧光信号采集系统和分析处理系统,PCR 扩增时使用引物和荧光探针同时与模板特异性结合扩增,采集荧光信号后分析系统输出量化的实时结果。数字 PCR 仪是将核酸模板分布在等体积的多个分割单元中,使得一些分割单元包含模板而其他分割单元不包含模板,然后对目标序列进行 PCR 扩增并检测特定的 PCR 产物,通过阳性率和泊松分布计算获得模板中靶序列拷贝数浓度。数字 PCR 的核心原理就是有限稀释、终点 PCR 和泊松分布。按照单元分割的方式,数字 PCR 分为液滴式、芯片式和微滴芯片式数字 PCR。

荧光定量 PCR 因扩增和产物分析同时完成,整个过程处于闭管状态,对实验室空间和人员操作要求相对较低,且检测的动态范围较宽,是目前临床应用最为广泛的技术。数字 PCR 克服了荧光定量 PCR 的常见局限性,如标准曲线需求、测量罕见靶标时的准确度低以及高背景条件下的灵敏度弱等,尤其适用于罕见靶标定量分析、拷贝数变异和基因表达等方面,该技术已成为精准治疗中药物选择和疗效监测的可靠手段。

四、DNA 测序仪

1. **基于 Sanger 法的第一代测序仪** 其基本工作原理是通过"循环测序"反应,在每一轮测序反应的引物延伸步骤中,会随机引入已被 4 种不同颜色荧光分别标记的双脱氧核苷酸(ddNTP)以终止延伸反应。这样就形成了大量末端被荧光标记的、长短不一的延伸产物。再用高分辨率的毛细管凝胶电泳分离这些延伸产物,通过激光检测器中的电耦合元件逐个捕获荧光分子的信号,对延伸产物末端 4 种不同荧光颜色进行区分,软件自动读出 DNA 序列。第一代测序仪主要用于对千碱基对~百万碱基对长度的 DNA 片段进行小规模的测序。

2. **第二代测序(高通量测序)仪** 基于不同测序原理有不同测序技术平台,其基本工作流程是首先将基因组 DNA 随机切割成小片段 DNA 分子,然后在体外给这些小片段分子的末端连接上接头制备成文库。随后可以通过乳液 PCR 或桥式 PCR 等方法获得测序模板。桥式 PCR 法中所有的产物都集中在芯片上的某一位点,乳液 PCR 法中所有的产物都集中在微珠表面。结合微流体技术,利用聚合酶或者连接酶进行一系列循环的测序反应,最后对每一轮反应的结果进行荧光图像采集、分析,获得序列结果。

在处理大规模的测序项目时,倾向于选择第二代测序。

3. **第三代测序(高通量测序)仪** 第三代测序技术是指单分子实时测序技术,具有长读长、精度高的特点,主要分为单分子荧光测序和纳米孔测序。单分子荧光测序代表性技术为 SMRT 技术,它是基于零模波导(zero-mode waveguide,ZMW)的测序技术。ZMW 是一种纳米孔,当激光照射 ZMW 底部时,由于孔口比激光波长小,激光会发生衍射,只能照亮 ZMW 底部的小区域。在这个小区域内 DNA 聚合酶被固定,在测序过程中,荧光标记的核苷酸与模板链结合,激发荧光,随后被切割释放,聚合酶移动到下一个位置,继续测序。

不同于传统第一、二代测序以及 SMRT 技术基于荧光读取的测序,纳米孔测序是基于电信号的测序技术。单个碱基通过纳米尺度的通道时,引起通道电学性质的变化。A/T/C/G

4 种不同碱基化学性质的差异，会导致其穿过纳米孔时引起不同的电信号变化，对这些变化进行检测可得到相应碱基的类型，进而确定模板序列。

五、电泳装置

电泳装置由电泳仪和电泳槽两部分组成。它主要用于检测、鉴定各种生物大分子的纯度、含量及描述它们的特征，此外它还是分离、纯化、回收和浓缩样品的主要工具。

1. **电泳仪** 一般分为三类。包括①毛细管电泳仪，其主要部件有 0～30kV 可调稳压稳流电源、毛细管、电极槽、检测器和进样装置。检测器有紫外 / 可见光检测器、激光诱导荧光检测器和电化学检测器。进样方法有电动法、压力法和虹吸法。②常规电泳仪，主要组成部件包括可调稳压稳流电源、垂直 / 水平电泳槽。其中水平电泳仪多用于琼脂糖凝胶电泳，垂直电泳仪多用于聚丙烯酰胺凝胶电泳。③其他电泳仪，有 Tiselius 电泳、微量电泳、显微电泳、等电点聚焦电泳技术、等速电泳、密度梯度电泳等。电泳仪构造复杂，操作要求严格，价格昂贵，临床较少使用。

2. **常用电泳分析方法的选择** 包括①凝胶电泳：聚丙烯酰胺凝胶电泳（polyacrylamide gel electrophoresis，PAGE）用于分离蛋白质及较小分子的核酸；琼脂糖凝胶电泳适用于分离同工酶及其亚型、大分子核酸等；②脉冲场凝胶电泳：用来分离 10kb～10Mb 的 DNA 大分子；③乙酸纤维素薄膜电泳：适用于病理情况下微量异常蛋白质的检测；④等电聚焦电泳（isoelectric focusing electrophoresis，IFE）：利用 pH 梯度的介质分离等电点不同进行分离，可用于分离分子量相近而等电点不同的蛋白质组分；⑤IFE/SDS-PAGE 双向凝胶电泳：是等电聚焦电泳和 SDS-PAGE 的组合，适合于分离细菌或细胞中复杂的蛋白质组分；⑥毛细管电泳：可实现纳升水平和单分子分析。

3. **常用电泳仪的选择** 从电压的角度来看，用于核酸（琼脂糖）水平电泳、PCR 电泳、DNA 回收、印迹转移等实验只需最高电压 300V；用于蛋白质垂直电泳、乙酸纤维素膜电泳等需要使用最高电压 600V 左右的电泳仪；用于 DNA 测序（SSR 分子标记）、等电聚焦电泳、双向凝胶电泳等要求最高电压 3 000V；用于 DNA 测序电泳（AFLP 分子标记）要求最高电压 3 800V。

六、凝胶成像系统

用于对 DNA/RNA/ 蛋白质等凝胶电泳不同染色（如考马斯亮蓝、银染、SYBR Green）及微孔板、平皿等进行非化学发光成像检测分析。主要是用于对琼脂糖凝胶、聚丙烯酰胺凝胶电泳后结果的观察及记录。

1. **紫外分析仪** 电泳后的 DNA 肉眼是观察不到的，它必须与荧光染料结合，在紫外线灯的照射下产生荧光来进行观察。用于核酸分析的紫外分析仪常采用 254nm、300nm 和 365nm 等几个波长，在此波长范围内，DNA 与荧光染料结合物对紫外光吸收较强，从而诱导产生相应颜色的荧光。产生荧光的强度与 DNA 量相关。紫外分析仪有多种类型，有透射式紫外分析仪、反射式紫外分析仪。

2. **成像系统** 通过紫外分析仪只能对核酸凝胶电泳图谱进行观察，如果需将结果记录下来，那么须拍摄成像。大部分实验室采用凝胶成像分析系统，由于它具有强大的图像采集、分析能力，故可以对 DNA、RNA、蛋白质电泳凝胶以及各类杂交、放射自显影结果进行拍摄、处理、分析和保存。

七、灭菌设备

细菌、细胞培养以及核酸等有关实验所用培养基、试剂、器皿、实验用具等,应严格灭菌。为去除核酸酶的污染,也需要将试剂、器械等进行高压消毒。对于经过导入 DNA 重组分子的菌株,操作后必须经严格的高压消毒灭菌处理。在分子生物学中常用的消毒设备包括高压蒸汽灭菌器、滤膜过滤器等。

八、超净工作台

超净工作台(super clean bench)是基于层流设计的原理,将通过高效过滤器净化的空气向下或水平吹过工作区,在工作区形成无菌环境。由于工作区是正压区,气流通过操作窗口外溢,只保护样本,而对操作人员和环境不提供保护。超净工作台按气流方向的不同,可分为垂直流和水平流两种类型。

九、生物安全柜

生物安全柜是将柜内空气向外抽吸,使柜内保持负压状态,通过垂直气流来保护工作人员;外界空气经高效空气过滤器过滤后进入安全柜内,以避免处理样品被污染;柜内的空气也需经过高效空气过滤器过滤后再排放到大气中。生物安全柜是一种负压的净化工作台,可以防止操作者和环境暴露于实验过程中产生的有害气溶胶。生物安全柜根据气流及隔离屏障设计结构,可以分为Ⅰ、Ⅱ、Ⅲ级。目前临床实验室中主要使用Ⅱ级生物安全柜,按照排放气流占系统总流量的比例及内部设计结构,可将其划分为 A1、A2、B1、B2 四个类型。

十、温度控制设备

1. **冷冻设备** 普通冰箱、4℃冷柜、-20℃冰箱、-70℃冰箱、液氮罐。
2. **培养箱** 隔水式电热恒温培养箱及 CO_2 培养箱。
3. **水浴箱** 有不同类型的水浴箱,常用的有电热恒温水浴箱及水浴摇床。
4. **烤箱** 温控范围 25~300℃,主要用于烘干和干热消毒玻璃器皿。

十一、其他设备

1. **紫外分光光度计** 常用紫外 260nm、280nm 检测核酸的含量及纯度。
2. **微波炉** 用于溶液的快速加热和定温加热,特别适合于琼脂糖凝胶电泳时琼脂糖凝胶的溶化处理。
3. **凝胶干燥器** 用于电泳后凝胶的脱水干燥,以便保存。
4. **真空干燥仪** 一般用于 DNA、蛋白质样品中有机溶剂的干燥;电泳凝胶的干燥;Southern、Northern 印迹及斑点杂交的核酸样品点样制膜的固定;负压除菌等。

(代 娣)

第二章　临床分子生物学检验基本技术

分子生物学检验技术是以 DNA、RNA 或蛋白质为诊断材料，通过分析基因的存在、变异或表达，从而为疾病的诊断提供更加直接、更为科学的信息。随着生命科学研究的不断深入，临床分子生物学检验技术在感染性疾病诊断、肿瘤突变检测、遗传病诊断、产前诊断、个体识别、药物代谢等多个临床医学领域得到广泛应用，在健康中国建设中发挥着越来越重要的作用。本章主要介绍临床分子生物学检验的基本技术和原理，包括核酸的分离纯化和鉴定技术、核酸扩增技术、核酸分子杂交及芯片技术、核酸测序及序列分析技术、重组 DNA 技术、双向凝胶电泳和蛋白质印迹等蛋白质组学研究技术，旨在为分子生物学检验技术在临床医学检验中的应用以及培养学生对生命科学探索的兴趣和爱好、提升科研创新思维奠定基础。

第一节　核酸的分离、纯化与鉴定技术

核酸（nucleic acid）是重要的生物大分子，包括脱氧核糖核酸（deoxyribonucleic acid，DNA）和核糖核酸（ribonucleic acid，RNA）两大类。核酸是一切生物繁殖和发育的蓝本，负责生命信息的贮存和传递，核酸的研究是分子生物学中最重要的研究领域。因此，核酸的分离、纯化与鉴定是分子生物学中最重要、最基本的操作，分离纯化得到的核酸质量直接决定了后续实验的成败。因此，本节的内容无论对于核酸研究的科研工作还是临床应用均至关重要、不可或缺。

实验一　基因组 DNA 的分离与纯化

【目的】

掌握经典酚／三氯甲烷抽提法提取基因组 DNA 的原理；熟悉经典酚／三氯甲烷抽提法提取基因组 DNA 的操作步骤及注意事项；了解提取基因组 DNA 的其他方法。

【原理】

基因组（genome）是指生物体全套遗传信息，包括所有的基因和基因间隔区域。除了某些 RNA 病毒外，其他所有生物的基因组均为 DNA。基因组 DNA 来源、性质以及用途不同，其所采用的分离纯化方法不尽相同。基因组 DNA 分离纯化的基本原则是保证 DNA 分子一级结构的完整性；尽量排除其他分子的污染，保证 DNA 样品的纯度，以满足后续研究的需要。本实验以哺乳动物细胞为例，介绍经典的酚／三氯甲烷抽提法。该方法可用于多种来源标本的高分子量 DNA 样品的制备，包括单层培养细胞、悬浮生长细胞、新鲜的组织

以及血液标本等。提取基因组 DNA 的方法很多,包括酚/三氯甲烷抽提法、甲酰胺解聚法、玻璃棒缠绕法、试剂盒磁珠法等,本节以经典酚/三氯甲烷抽提法为例学习。

分离纯化过程包括 DNA 的释放(裂解细胞)、去除杂质(分离纯化)、浓缩 DNA、鉴定 DNA 浓度和纯度。在细胞裂解缓冲液(含 EDTA、SDS 及无 DNA 酶的 RNA 酶)和蛋白酶 K 的作用下,消化破裂细胞膜和核膜,使蛋白质变性并降解成小肽片段或游离氨基酸,核蛋白复合体被破坏,DNA 从核蛋白中游离,与蛋白质分开;同时 RNase 降解 RNA。然后利用 pH 8.0 的 Tris 饱和酚抽提,离心分层后,蛋白质因变性位于有机相与水相的界面,DNA 进入水相,使蛋白质和 DNA 分离,重复抽提 DNA 至一定纯度后,根据不同需要行透析或沉淀处理,即可获得所需大小范围的高分子量 DNA 样品。多次抽提可提高 DNA 的纯度。经典的酚抽提法进一步改进,可加酚/三氯甲烷抽提,三氯甲烷可加速有机相与液相的分离,去除核酸溶液中对后续实验有影响的痕量酚。

抽提后,移出含有 DNA 的水相,做透析或沉淀处理,进一步纯化,以满足不同应用。透析处理能减少对 DNA 的剪切效应,可得到 200kb 的高分子量 DNA。沉淀处理常以乙酸铵为沉淀用盐,用无水乙醇沉淀,并用 75% 乙醇洗涤,最后得到的 DNA 大小在 100~150kb。采用紫外分光光度法鉴定 DNA 溶液的浓度及纯度,通过琼脂糖凝胶电泳判断 DNA 样品的完整性。分离纯化后的 DNA 溶于 pH 8.0 的 Tris-EDTA 缓冲液(简称:TE 缓冲液)中,在 −70℃可以储存数年。

【器材】

标本(单层培养或悬浮生长的哺乳动物细胞、新鲜的组织或血液标本)、移液管、专用橡皮细胞刮(单层培养细胞选用)、匀浆机、匀浆器或研磨器(组织标本选用)、透析袋(制备 150~200kb 大小的 DNA 时选用)、U 形玻璃棒、低温冷冻高速离心机、恒温水浴箱、混匀器或旋转器、可调速恒温摇床、便携式真空吸液装置、化学通风橱、电泳装置、低温冰箱、高压蒸汽灭菌装置、紫外分光光度计、凝胶成像分析系统或透射式紫外线灯装置、微量移液器、1.5ml 离心管等。

【试剂】

1. **磷酸盐缓冲液(PBS)** 称取 8g NaCl、0.2g KCl、1.44g Na_2HPO_4 和 0.24g KH_2PO_4 溶于 800ml 蒸馏水中,以 HCl 调节 pH 至 7.4,然后加水定容至 1 000ml。分装后,1.05kg/cm² 高压蒸汽灭菌 20 分钟。

2. **1mol/L Tris-Cl(pH 8.0)贮存液** 在 800ml 蒸馏水中溶解 121.1g Tris 碱,加入浓 HCl 调 pH 至 8.0(约加入浓 HCl 42ml,应在溶液冷却至室温后方可最后调定 pH),加水定容至 1L,分装后高压灭菌。

3. **0.5mol/L EDTA(pH 8.0)贮存液** 在 800ml 蒸馏水中加入 186.1g 二水乙二胺四乙酸二钠(EDTA-Na_2·$2H_2O$),在磁力搅拌器上剧烈搅拌,用 NaOH 调 pH 至 8.0(约需 20g NaOH 颗粒)后定容至 1L,分装后高压灭菌备用。

4. **20%(w/v)SDS 贮存液** 在 900ml 水中溶解 200g 电泳级 SDS,加热至 68℃助溶,加浓盐酸调节溶液的 pH 至 7.2,加水定容至 1L,分装备用。

5. **细胞裂解缓冲液** 含 100mmol/L NaCl、10mmol/L 的 Tris-Cl(pH 8.0)、50mmol/L EDTA(pH 8.0)、1.0%(w/v)SDS 以及 20μg/ml 的无 DNA 酶的 RNA 酶。其中无 DNA 酶的 RNA 酶需临用时加入,其他溶液需预先分别配制成较高浓度的贮备液并于室温保存。

6. 蛋白酶 K(10mg/ml) 以消毒的 50mmol/L Tris（pH 8.0）溶液配制，小量分装，−20℃保存。

7. Tris 饱和酚（pH 8.0） 以 0.5mol/L 的 Tris-Cl（pH 8.0）与 0.1mol/L 的 Tris-Cl（pH 8.0）进行充分的平衡。

8. 三氯甲烷（分析级）。

9. 10mol/L 的乙酸铵溶液 称取 77g 乙酸铵，室温条件下溶于 70ml 蒸馏水中，补足蒸馏水至 100ml，用 0.22μm 的滤器过滤消毒，4℃或室温密封保存。注意乙酸铵不可用热水溶解与高压消毒。

10. 透析缓冲液（制备 150～200kb 大小的 DNA 时选用） 含 50mmol/L 的 Tris-Cl（pH 8.0）和 10mmol/L EDTA（pH 8.0）。

11. 无水乙醇与 75% 的乙醇。

12. TE（pH 8.0）缓冲液 含 10mmol/L 的 Tris-Cl（pH 8.0）和 1mmol/L EDTA（pH 8.0）。

13. 液氮（组织标本选用）。

14. GoldView 新型核酸染料 可替代溴化乙锭（ethidium bromide，EB），DNA 染色时，100ml 琼脂糖凝胶溶液加 5μl 的 GoldView。

15. 0.6% 的琼脂糖（w/v）。

16. 高分子量的 DNA 标准品。

17. 5×TBE 电泳缓冲贮备液 称取 54g Tris 碱和 27.5g 硼酸，溶于 20ml 0.5mol/L 的 EDTA 溶液（pH 8.0），定容至 1L。应用液为 0.5×TBE。

【操作步骤】

1. 细胞的收集 一切有核细胞均可以用来提取基因组 DNA。在此介绍 4 种不同来源和类型标本的收集与处理方法。

（1）单层培养细胞的收集与裂解：取出细胞培养皿，立即吸去细胞培养液。用冰预冷的 PBS 洗涤单层培养的贴壁细胞 2 次。将细胞培养皿置于冰浴中，加入 1ml 冰预冷的 PBS。以专用的橡皮细胞刮刮下贴壁细胞，将细胞悬浮液转入离心管；加入 0.5ml 的 PBS 洗涤细胞培养皿 1 次，将洗涤液并入上述离心管中。4℃ 3 000r/min 离心 10 分钟，收集细胞（细胞浓度约为 $3×10^6$ 个 /ml）。

（2）悬浮生长细胞的收集：将悬浮生长的细胞悬液转入离心管，4℃ 3 000r/min 离心 10 分钟，吸去上清液，收集沉淀的细胞。加入与细胞悬液等体积的冰预冷的 PBS 重悬洗涤细胞 2 次，经离心后收集细胞沉淀（细胞浓度约为 $3×10^6$ 个 /ml）。

（3）组织标本的收集与处理：将清洁的新鲜组织剪成约 3mm³ 碎块，置于盛有液氮的研钵（研钵需先用液氮预冷）中，以液氮预冷的研杵将组织碎块研磨成粉末状。待液氮蒸发，备用。

（4）血液标本的收集与处理：取枸橼酸钠或 EDTA 抗凝全血 3ml，3 000r/min 离心 10 分钟，去上清，留沉淀；加 5 倍体积无菌蒸馏水，充分振荡，破坏红细胞，室温下静置 5～10 分钟，6 000r/min 离心 7 分钟，取沉淀（重复 2 次）；再用 2～3ml PBS 洗涤，6 000r/min 离心 7 分钟，取沉淀备用。

2. 细胞的裂解和蛋白酶 K 的消化 将 500μl 细胞裂解缓冲液加入到上述收集的细胞沉淀中，充分混匀后，再加入 10mg/ml 的蛋白酶 K 10μl，56℃水浴 2 小时，水浴期间不时旋动溶液。

3. 酚的抽提 待上述溶液冷却至室温后，加入 500μl Tris 饱和酚，温和地颠倒离心管 10 分钟，使两相混匀。然后，10 000r/min 离心 6 分钟，使两相分层，将上清液移入新的离心管中。加入等体积的 Tris 饱和酚 - 三氯甲烷混合液（1∶1）共 500μl，颠倒混匀 5 分钟，4 000r/min 离心 5 分钟，取上清液（水相）。

4. DNA 的透析或沉淀洗涤

（1）DNA 的透析：用于制备分子量为 150～200kb 的 DNA。将含有 DNA 的上层水相移入透析袋中（透析袋应留出大于样品体积 1.5～2.0 倍的空间），4℃透析 4 次，每次使用透析液 200ml，间隔 6 小时以上透析一次。

（2）DNA 的沉淀与洗涤：用于制备分子量为 100～150kb 的 DNA。在酚 / 三氯甲烷抽提后的上清液中，于室温加入 0.2 倍体积的 10mol/L 乙酸铵、2～3 倍体积无水乙醇，转动离心管充分混匀溶液，DNA 呈絮状沉淀，12 000r/min 离心 10 分钟，弃上清；在沉淀中加入 1ml 70%～75% 乙醇，振荡 1 分钟洗涤 DNA，12 000r/min 离心 5 分钟，弃上清，在室温下打开离心管盖，待可见的残留乙醇挥发完，晾干（不可使 DNA 完全干燥，否则 DNA 极难溶解）。最后加入 50μl 的 TE（pH 8.0）缓冲液，直至 DNA 完全溶解，然后 4℃分装保存。

5. DNA 质量鉴定 DNA 的质量鉴定包括浓度分析、纯度鉴定以及大小完整性的分析。具体操作参见本节实验四 核酸的鉴定与分析。

【结果讨论】

1. A_{260}/A_{280} 的比值应为 1.7～2.0，1.8 是高纯度 DNA 的标志。若 A_{260}/A_{280} 的比值低于 1.7，则表明有显著量的蛋白质污染。此时需要加入 25μl 20%SDS、10mg/ml 的蛋白酶 K 10μl，56℃水浴 2 小时，重复操作步骤 3。根据 $A_{260}=1.0$ 时双链 DNA 的含量为 50μg/ml，可估算 DNA 的浓度。

2. 琼脂糖凝胶电泳分析 DNA 样品的完整性，如果 DNA 完整性好，电泳结果会显示没有拖尾现象；如果电泳图有拖尾现象，说明 DNA 分子有降解，完整性不好。由于酚抽提法分离纯化的每一步都有剪切力的影响，最后得到的 DNA 样品中分子量超过 100～150kb 的很少。

3. 要制备分子量＞200kb 的 DNA，可选用甲酰胺解聚法，该法制备的 DNA 样品可用于构建基因组 DNA 文库。

【注意事项】

1. 所有用品均需高温高压处理，以灭活 DNA 酶。

2. 所有试剂均需要用无菌蒸馏水配制。

3. 对高分子量 DNA 的制备，由于剪切力的危害甚大，每一步都要特别小心温和操作，避免剧烈的吸取、振荡与混匀。

4. 实验中一般购买商品化的 Tris 饱和酚。用于制备 DNA 的酚，Tris 饱和酚的 pH 必须是 8.0，否则低于 7.0 时 DNA 会进入有机酚相。

5. 进行组织标本的高分子量 DNA 提取时，最好是新鲜的标本。由于组织标本含有大量的纤维结缔组织，要得到产量较高的高分子量 DNA 比较困难，需要首先清除血液及筋膜等纤维结缔组织，并将组织搅切或研磨成粉末状。

6. 对血液标本应避免使用肝素抗凝，因为肝素是 PCR 反应的抑制剂。

7. 血液标本可以用枸橼酸钠溶液抗凝，也可以用 EDTA 溶液抗凝，可在 0℃下保存数

天或 –70℃下长期保存备用。但对于高分子量 DNA 的制备,枸橼酸钠抗凝血液标本的效果优于 EDTA,应作为首选。

8．进行高分子量 DNA 样品的沉淀处理时,最后一步要去掉乙醇。但要注意不可使DNA 完全干燥,只要可见的乙醇挥发完即可,否则 DNA 极难溶解。

9．在采用琼脂糖凝胶电泳鉴定 DNA 时,使用 GoldView 新型核酸染料替代 EB 使 DNA着色时,GoldView 对皮肤、眼仍有一定的刺激作用,操作时应戴好手套。

【意义】

基因组 DNA 的分离与纯化是分子生物学最基础也是最重要的技术,在今天精准医学的时代,广泛应用于科学研究和临床诊断中。如对外源性感染性疾病进行研究和诊断时,首先需要对病原微生物的 DNA 进行分离纯化;研究内源性多种疾病的分子机制和诊断时首先需要提取患者基因组 DNA,然后才能根据实验设计和诊断需要进行下一步的实验。如PCR 实验、DNA 探针的制备、酶切鉴定、Southern Blotting(DNA 印迹法)分析以及构建基因组 DNA 文库、DNA 测序等。分离纯化得到的 DNA 质量直接影响后续的实验研究与应用的结果。

目前已有很多商品化的基因组分离与纯化试剂盒,提取不同来源、不同类型标本 DNA时,可选取不同的基因组 DNA 提取试剂盒。这些试剂盒提取 DNA 的原理基本上是酚抽提法的改良,但是一般都含有用于吸附和洗脱基因组 DNA 的一次性层析柱。由于试剂盒较为昂贵,常规实验用本文的酚抽提法,操作简便、价格低廉、提取 DNA 的效果也较好。如果选用试剂盒,应在实验前详细阅读厂商的介绍和操作规程。

【思考题】

1．经典酚 / 三氯甲烷抽提法提取基因组 DNA 的原理是什么?
2．经典酚 / 三氯甲烷抽提法提取基因组 DNA 有哪些注意事项?

(常晓彤)

实验二　RNA 的分离与纯化

【目的】

掌握酸性酚 - 异硫氰酸胍 - 三氯甲烷法提取纯化总 RNA 的基本原理;熟悉酸性酚 - 异硫氰酸胍 - 三氯甲烷法提取纯化 RNA 的注意事项和意义;了解酸性酚 - 异硫氰酸胍 - 三氯甲烷法提取纯化 RNA 的操作方法。

【原理】

RNA 包括 rRNA、tRNA、mRNA 以及具有调控功能的非编码 RNA。其中 mRNA 是蛋白质合成的直接模板,种类繁多,为分子生物学主要研究对象之一;另外,具有调控功能的微小 RNA 和长链非编码 RNA 是近年来基因表达调控研究的热点。目前无论进行哪种RNA 的研究,一般还是首选对样本进行总 RNA 抽提,然后以总 RNA 为起始材料,根据研究需要进行后续的实验。

因制备 RNA 的细胞来源不同,所使用的方法和试剂不尽相同。酸性酚 - 异硫氰酸胍 -三氯甲烷法是最经典的方法,因其操作简单、RNA 产率高、纯度较好,能够满足后续多种实验的需要，也是目前最常用的方法，TRIzol 商品化试剂也是由酸性酚 - 异硫氰酸胍 - 三氯甲烷法改进的方案。本实验介绍酸性酚 - 异硫氰酸胍 - 三氯甲烷法提取哺乳动物细胞总RNA。

酸性酚 - 异硫氰酸胍 - 三氯甲烷法制备总 RNA 的原理：以含有异硫氰酸胍、β- 巯基乙醇和十二烷基肌氨酸钠的细胞变性裂解液裂解细胞，然后在 pH 4.0 的酸性条件下，用酚 / 三氯甲烷抽提裂解溶液，再通过异丙醇沉淀、70%～75% 乙醇洗涤来制备总 RNA。

在细胞裂解液中，高浓度异硫氰酸胍和去污剂十二烷基肌氨酸钠是 RNA 酶的强变性剂，β- 巯基乙醇为还原剂，可还原 RNA 酶中的二硫键，有利于 RNA 酶的变性、水解和灭活，因此，高浓度异硫氰酸胍、β- 巯基乙醇和去污剂十二烷基肌氨酸钠联合使用可在迅速裂解细胞的同时抑制 RNA 酶的活性，使存在于细胞质和细胞核中的 RNA 释放出来，并使 RNA 与核糖体蛋白解离，避免 RNA 的降解，保证 RNA 制品的产量与完整性。pH 4.0 的酸性环境既有利于 DNA 的变性，又有利于 RNA 的分离。因为 RNA 具有遇碱易变性的特征，需要严格控制 pH。酚与三氯甲烷联合使用，可更好地促进水相和有机相的分离，有效去除蛋白质；而且三氯甲烷还能有效抑制 RNA 酶的活性，去除核酸样品中的痕量酚。

【器材】

组织或培养的细胞、低温冷冻高速离心机、恒温水浴箱、研磨器、匀浆器或匀浆机、混匀器或旋转器、磁力搅拌子与可调温的磁力搅拌器、300℃ 以上的烤箱、化学通风橱、凝胶成像分析系统或透射式紫外线灯装置、紫外分光光度计、便携式真空吸液装置、低温冰箱、电泳装置、高压蒸汽灭菌装置、刻度吸管、离心管、微量移液器等。

【试剂】

1. 0.1% DEPC 水　每 1L ddH$_2$O 中加入 1ml DEPC（焦磷酸二乙酯），充分混匀，过夜放置（6～8 小时），随后高压灭菌 20 分钟，去除残留的 DEPC。

2. 三氯甲烷　分析纯，无污染的新包装。

3. 无水乙醇　分析纯，无污染的新包装。

4. 异丙醇　分析纯，无污染的新包装。

5. 异戊醇　分析纯，无污染的新包装。

6. 液氮（组织标本选用）。

7. 水饱和酚（pH 4.0）。

8. 磷酸盐缓冲液（PBS）　称取 8g NaCl、0.2g KCl、1.44g Na$_2$HPO$_4$ 和 0.24g KH$_2$PO$_4$ 溶于 800ml 蒸馏水中，以 HCl 调节 pH 至 7.4，然后加水至 1 000ml。分装后，1.05kg/cm^2 高压蒸汽灭菌 20 分钟。

9. 2mol/L 乙酸钠溶液（pH 4.0）　在 800ml 水中溶解 272.1g 三水乙酸钠，用冰乙酸调节 pH 至 4.0，加水定容到 1 000ml，分装后高压灭菌。

10. 0.75mol/L 枸橼酸钠（pH 7.0）　称取 22g 枸橼酸钠·2H$_2$O，溶于 80ml 无菌双蒸馏水中，用浓盐酸调 pH 至 7.0，加双蒸馏水至 100ml，高压灭菌。

11. 10% 十二烷基肌氨酸钠　称取 10g 十二烷基肌氨酸钠，溶于 80ml 无菌双蒸馏水中，加 0.1% DEPC 溶液处理过夜，定容至 1 000ml，高压灭菌。

12. 14.4mol/L β- 巯基乙醇　直接购买。

13. 细胞变性裂解液　含 4mol/L 异硫氰酸胍，25mmol/L 枸橼酸钠，0.85%（m/v）十二烷基肌氨酸钠，0.1mol/L β- 巯基乙醇。配制方法如下：250g 异硫氰酸胍、0.75mol/L 枸橼酸钠（pH 7.0）17.6ml 和 10% 十二烷基肌氨酸钠 26.4ml 溶于 293ml 蒸馏水中。在磁力搅拌器上 65℃混匀，直至完全溶解。将变性液 4℃避光储存，每次临用前加 14.4mol/L β- 巯基乙醇（每 50ml 溶液加入 0.36ml）。

14. GoldView 新型核酸染料 可替代溴化乙锭（EB），DNA 染色时，100ml 琼脂糖凝胶溶液加 5μl 的 GoldView。

15. 1.2% 琼脂糖（w/v）。

16. 高分子量 DNA 分子量标准品。

17. 5×TBE 电泳缓冲贮备液 称取 54g Tris 碱和 27.5g 硼酸，溶于 20ml 0.5mol/L 的 EDTA 溶液（pH 8.0），定容至 1L。应用液为 0.5×TBE。

【操作步骤】

1. 细胞收集与裂解 在此介绍 3 种不同来源与类型标本的收集与处理方法。

（1）组织样品的匀浆变性：取新鲜组织 50mg，迅速剪成小块置于研钵中，用液氮冷冻并研磨至粉末状，加入变性液 1ml（每 50mg 组织加 1ml 变性液），混悬，放入匀浆器中，冰浴下缓慢进行匀浆 15～20 次。

（2）细胞样品的收集变性：①贴壁生长的细胞，弃去培养液，用 PBS 漂洗 3 次，将 PBS 去除干净，加变性液至培养瓶中（每 10^7 个细胞加变性剂 1ml），轻轻摇动至细胞裂解，溶液变黏稠；②悬浮生长的细胞，1 200r/min 离心 10 分钟，弃上清，用 PBS 漂洗细胞沉淀 3 次，去除 PBS 后加入变性液振摇至细胞裂解，溶液变黏稠。需要注意的是，若不能马上提取 RNA，也可将细胞按常规方法收集后，冻存于液氮或 -70℃冰箱中备用。

2. 酚 / 三氯甲烷的抽提 将上述裂解液转移至离心管中，按每毫升裂解液依次加入 0.1ml 2mol/L 乙酸钠（pH 4.0）、1ml 水饱和酚（pH 4.0）、0.2ml 三氯甲烷 - 异戊醇（49：1），加入每种组分后都需颠倒混匀；最后加盖后，将匀浆液于旋转器上剧烈旋混 10 秒，然后置冰浴 15 分钟，使核蛋白质复合体彻底裂解；4℃ 9 000r/min 离心 20 分钟。

3. 总 RNA 沉淀 ①将含 RNA 的上层水相转移至一新离心管中，然后加入等体积的异丙醇，充分混匀后，置 -20℃使 RNA 沉淀 1 小时以上。②将混合液 4℃ 12 000r/min 离心 10 分钟，弃上清，用 75% 乙醇洗涤沉淀 2 次，再次离心，吸取残留乙醇，并开盖放置于超净工作台中数分钟，使乙醇完全挥发。注意 RNA 沉淀不可过度干燥，否则不易溶解。③加入 50～100μl 的 DEPC 水溶解 RNA 沉淀，-70℃分装保存。

4. 总 RNA 的质量鉴定 RNA 的质量鉴定包括浓度分析、纯度鉴定以及完整性的分析。具体操作与实验方案见本节实验四 核酸的鉴定与分析。

【结果讨论】

1. 总 RNA 的产量取决于标本的起始量，每毫克组织总 RNA 的产量为 4～7μg，每 10^6 个细胞为 5～10μg。

2. RNA 沉淀溶解在 DEPC 水中，-70℃分装保存备用；若 RNA 沉淀保存在 75% 乙醇中，-70℃可保存 1 年。

3. A_{260}/A_{280} 的比值为 2.0 是高纯度 RNA 的标志，但由于受 RNA 二级结构不同的影响，A_{260}/A_{280} 的比值可能会有一些波动，一般在 1.8～2.1 都可以接受。

4. 鉴定 RNA 纯度所用溶液的 pH 会影响 A_{260}/A_{280} 的读数。如 RNA 在水溶液中的 A_{260}/A_{280}

比值就比其在 Tris 缓冲液（pH 7.5）中的读数低 $0.2 \sim 0.3$。有资料指出，要精确测定 RNA 的浓度，应使用水溶液并加空白对照来测定 A_{260} 的读数；要精确测定 RNA 的纯度，则需使用 Tris（10mmol/L, pH 7.5）溶液及空白对照来测定并计算 A_{260}/A_{280} 的比值。

5. 真核生物的 RNA 经琼脂糖凝胶电泳后，应出现特征性的 3 条区带，包括迁移较慢的 28S、18S rRNA 条带及由 tRNA 和 5S、5.8S rRNA 构成的迁移较快且相对有些扩散的条带。若条件控制不好或上样量较少，快迁移带不易观察到。除此之外，应分析 3 条带的荧光强度，一般 28S rRNA 的荧光强度约为 18S rRNA 的 2 倍，并且这两条带都比较整齐，没有弥散现象，否则提示有 RNA 的降解。如果在加样槽附近有显色条带，则说明有 DNA 的污染。

【注意事项】

1. 整个实验过程要营造一个无 RNA 酶的环境，以防止 RNA 酶污染。

（1）空气中弥漫的烟雾与飞扬的灰尘都可能因携带细菌、真菌等微生物而带来 RNA 酶的污染，所以应选择一个比较洁净的实验室进行操作。

（2）操作者本人也是 RNA 酶的一个重要污染源，整个提取过程中要戴发套、手套、口罩，尽量避免外源 RNA 酶的污染。

2. DEPC 可抑制 RNA 酶活性，实验中用到的塑料用品都要用 0.1% DEPC 溶液室温过夜处理或 37℃保温 2 小时，再经高压灭菌（15～20 分钟）并使 DEPC 降解，烤干后备用；所用的所有试剂必须用 DEPC 水配制；DEPC 为剧毒物质，使用时应在通风橱中操作。最好选用新的无 RNA 酶的一次性塑料用品。玻璃器皿可在 150℃烘烤 4 小时后备用。

3. 鉴定 RNA 用的电泳槽，应该严格处理。建议去污剂洗后用水冲洗，然后用乙醇擦干，接着灌满 3% H_2O_2 溶液，室温消毒 10 分钟，最后用 0.1% DEPC 水冲洗干净。

4. RNA 提取用的酚、三氯甲烷、异丙醇、乙醇等试剂均应单独配制和使用；用于 RNA 提取的试剂最好小量分装保存，使用后的分装试剂最好弃掉不再使用。

5. 组织样品研磨过程中要保持其处于冷冻状态，以减少 RNA 降解。

6. 异硫氰酸胍可通过呼吸、摄入或皮肤吸收对人体造成伤害，应小心防护。

7. 从组织中制备 RNA 时，最好先将组织块剪成约 50mg 大小的碎块，然后立即置于液氮中，迅速冷冻的组织碎片可直接用于 RNA 的提取，也可以置于 −70℃保存备用，保存数个月后使用不会影响 RNA 的产量与完整性，但组织块不能反复冻融。

【意义】

酸性酚 - 异硫氰酸胍 - 三氯甲烷法提取纯化总 RNA 能同时迅速地处理多个标本，且制备的总 RNA 完整性与纯度均很高，可用于点杂交、Northern blotting 杂交、合成 cDNA、分子克隆、构建 cDNA 文库及分离纯化 mRNA 等。适用于从培养细胞和大多数动物组织中分离纯化总 RNA。但该法不适合从富含甘油三酯的脂肪组织中提取 RNA，因为有时 RNA 会受到多糖和蛋白多糖的污染，这些污染将影响乙醇沉淀后 RNA 的溶解，同时抑制 RT-PCR 反应，并通过结合到杂交膜上而影响 RNA 杂交中的印迹步骤。

目前，多数实验室采用商品化的 TRIzol 试剂分离纯化总 RNA，它是酸性酚 - 异硫氰酸胍 - 三氯甲烷法的改进方案。采用 TRIzol 试剂抽提总 RNA 产率高、纯度好，操作过程快捷、简便，适用于从多种组织或细胞中快速分离总 RNA。如果选用试剂盒，应在实验前详细阅读厂商的介绍和操作规程。

【思考题】

1. 酸性酚 - 异硫氰酸胍 - 三氯甲烷法提取总 RNA 的原理是什么？
2. 在提取 RNA 过程中，如何防止 RNA 酶的干扰？

（常晓彤）

实验三　质粒 DNA 的提取与纯化

【目的】

掌握碱裂解 - 离心柱法提取质粒 DNA 的原理和方法；熟悉质粒 DNA 提取各种试剂的作用；了解质粒提取的应用。

【原理】

质粒（plasmid）是一种染色体外的稳定遗传因子，大小为 1～200kb，为双链、闭环的 DNA 分子，以超螺旋状态存在于宿主细胞中。质粒主要发现于细菌、放线菌和真菌细胞中，它具有自主复制能力，能在子代细胞中保持恒定的拷贝数，并表达所携带的遗传信息。从大肠埃希菌中提取质粒 DNA 是分子生物学一种最基本的方法。其基本过程一般都包括质粒 DNA 的扩增（细菌的培养）、质粒 DNA 的释放（收集和裂解细菌）、质粒 DNA 的纯化。

碱裂解法提取质粒 DNA 的原理是基于染色体 DNA 和质粒 DNA 的变性与复性的差异而达到分离的目的。当菌体在 pH 高达 12.5 的 NaOH 和十二烷基硫酸钠（SDS）溶液中裂解时，会导致细菌细胞破裂，质粒 DNA 和染色体 DNA 都会变性，但由于质粒和染色体的拓扑结构不同，变性时质粒 DNA 虽然两条链分离，却仍然缠绕在一起不分开，而染色体 DNA 完全变性甚至出现断裂，因此当加入 pH 4.8 的酸性乙酸钾降低溶液 pH，使溶液 pH 恢复至近中性时，质粒的两条小分子单链可迅速复性恢复双链结构，但是染色体 DNA 则难以复性。通过离心，染色体 DNA 与不稳定的大分子 RNA、蛋白质 -SDS 复合物等一起沉淀下来，而可溶性的质粒 DNA 留在上清液中。用异丙醇或冰预冷无水乙醇沉淀上清液中的质粒 DNA，再用 70% 乙醇洗涤除盐，即可获得质粒 DNA。

纯化质粒 DNA 的方法有氯化铯 - 溴化乙锭梯度平衡离心、离子交换层析、凝胶过滤层析、聚乙二醇分级沉淀等方法。对于小量制备质粒 DNA，目前多采用商品化的离心吸附柱法。其纯化原理是在高盐酸性条件下，磷酸脱氧核糖骨架会脱水，暴露磷酸盐残基，使 DNA 可逆地结合到硅基质上，利用 50% 乙醇洗去 RNA 和糖类等杂质后，加入 TE 或水溶液使 DNA 分子重新水合，并通过离心将 DNA 洗脱出来。DNA 与硅基质的吸附作用与 DNA 的碱基组成和拓扑结构无关，因此环状或线性 DNA 都可以用这种方法纯化。离心吸附柱法所得质粒 DNA 可以直接用于酶切、PCR、测序和转染等常规实验。

【器材】

高压灭菌锅、超净工作台、恒温培养箱、恒温摇床、高速离心机、漩涡混匀器、微量移液器、1.5ml 离心管、离心吸附柱等。

【试剂】

1. LB（Luria-Bertani）液体培养基　称取蛋白胨（tryptone）10g，酵母提取物（yeast extract）5g，NaCl 10g，溶于 800ml 去离子水中，用 NaOH 调 pH 至 7.5，加去离子水至总体积 1L，高

压蒸汽灭菌20分钟。

2. LB固体培养基 液体培养基中每升加15g琼脂粉,高压灭菌20分钟。

3. 氨苄西林(ampicillin,Amp)母液 配成100mg/ml水溶液,−20℃保存备用。

4. 3mol/L乙酸钠(pH 5.2) 50ml水中溶解40.82g NaAc·3H₂O,用冰乙酸调pH至5.2,加水定容至100ml,分装后高压灭菌,储存于4℃冰箱。

5. 溶液Ⅰ 50mmol/L葡萄糖,25mmol/L Tris-Cl(pH 8.0),10mmol/L EDTA(pH 8.0)。溶液Ⅰ可成批配制,每瓶100ml,高压灭菌15分钟,储存于4℃冰箱。

6. 溶液Ⅱ 0.2mol/L NaOH(临用前用2mol/L NaOH稀释),1% SDS。新鲜配制,常温使用。

7. 溶液Ⅲ 5mol/L乙酸钾60ml,冰乙酸11.5ml,双蒸馏水28.5ml,定容至100ml,并高压灭菌,保存于4℃,用时置于冰浴。

8. RNA酶A母液 将RNA酶A溶于10mmol/L Tris-Cl(pH 7.5),15mmol/L NaCl中,配成10mg/ml的溶液,于100℃加热15分钟,使混有的DNA酶失活。冷却后用1.5ml离心管分装成小份保存于−20℃。

9. 清洗液 将无水乙醇与超纯水以1:1比例配制成50%乙醇溶液。

10. TE缓冲液 10mmol/L Tris-Cl(pH 8.0),1mmol/L EDTA(pH 8.0),高压灭菌后储存于4℃冰箱中。

【操作步骤】

1. 细菌培养、扩增质粒

(1)菌种活化:挑取冷冻保存的菌种(如大肠埃希菌,含质粒pUC19),在含相应抗生素(Amp)的LB平板培养基上划线培养出单菌落(37℃,16~20小时)。

(2)细菌培养:挑取单个菌落,接种至3~5ml含Amp的LB培养液中,置于摇床中,37℃振摇过夜(200~250r/min,16~18小时)。

2. 菌体裂解、质粒获取

(1)收集菌体:吸取1.5ml培养菌液于无菌离心管中,10 000r/min离心1分钟,弃上清液。

(2)菌体沉淀重悬于200μl预冷的溶液Ⅰ中(剧烈涡旋振荡,使菌体分散混匀)。

(3)加入新配制的溶液Ⅱ200μl,盖紧管口,快速温和颠倒1.5ml离心管8~10次,以混匀内容物(切勿振荡),室温放置3~5分钟,使细胞膜裂解(溶液Ⅱ为裂解液,故离心管中菌液逐渐变清)。

(4)加300μl溶液Ⅲ,立即盖紧管口温和颠倒10次左右,见白色絮状沉淀,室温放置3~5分钟。

(5)4℃,12 000×*g*离心5分钟,收集上清液备用。

3. 质粒DNA的纯化

(1)将上一步离心收集的上清液加入吸附柱中,注意不要吸到沉淀,12 000×*g*离心1分钟,弃去收集管中废液,此时质粒DNA结合在柱子上。

(2)加入600μl清洗液至吸附柱中,12 000×*g*离心1分钟,弃去收集管中废液,重复一次。

(3)12 000×*g*离心2分钟,彻底去除吸附柱中残余清洗液。

(4)将吸附柱置于一个新的灭菌1.5ml离心管中,加入50μl含RNA酶A(20μg/ml)的

TE 缓冲液至吸附柱膜中央,室温静置 2 分钟,12 000×g 离心 1 分钟洗脱 DNA。

(5)弃去吸附柱,质粒 DNA 保存于 −20℃,以防 DNA 降解。

【结果讨论】

紫外分光光度计测 A_{260}、A_{280},通过 A_{260} 值计算质粒 DNA 浓度,A_{260}、A_{280} 比值判定质粒 DNA 的纯度;也可取少量提取的质粒 DNA 进行琼脂糖凝胶电泳,观察纯度及构型。

【注意事项】

1. 碱变性提取时,溶液 I 的 pH 不应低于 8.0,溶液 II 应临时新鲜配制。

2. 在加溶液 II、III 时,既要使染色体 DNA 与试剂充分作用而变性,又要避免被剪切,这就需要试剂与菌液充分混匀,温和颠倒,用力要适当,以达到彻底中和的目的。溶液 II 加入后溶液会变黏稠,如无此现象则应停止实验,检查所用试剂是否正确,加量是否适当,否则易造成浪费。

3. 收集菌体离心后弃上清液时,应倒置于吸水纸上去尽所有液体,否则会影响后续工作。

4. 清洗液清洗 DNA 结束后,离心 2 分钟以保证彻底去除清洗液,否则残留的乙醇会影响 DNA 质量和后续实验,如酶切和 PCR 等。

5. 洗脱体积不宜少于 30μl,否则会引起洗脱效率下降。可以提前将 TE 缓冲液加热至 55℃提高洗脱效率;此外还可将离心得到的洗脱液重新加入离心吸附柱中重复洗脱一次,以得到最高产量。

6. 所用试剂应贮存于 4℃冰箱,实验中所有的器皿和吸头要保证无菌。

【意义】

质粒由于分子小,便于分离和提取,可以携带目的基因进入细菌、动物细胞和植物体内进行扩增与表达,因此质粒可作为基因工程的载体。DNA 重组技术将目的基因片段重组到质粒中,构成重组体,然后将这种重组体转入受体细胞(如大肠埃希菌)中,使重组体中的目的基因在受体菌中得以复制或表达,从而改变宿主细胞原有的性状或产生新的物质;还可以通过分析质粒特征,用于细菌种属鉴定、耐药性、毒力和同源性等研究。

目前很多有效的质粒纯化试剂盒也已商品化,这些试剂盒中都含有用来吸附和洗脱质粒 DNA 的一次性层析柱。其多是以硅基质作为填充材料,利用 DNA 与硅基质在高盐条件下的可逆结合进行纯化,操作简单,得到的质粒 DNA 产量和纯度良好,足以用于转染哺乳动物细胞、酶切反应和 DNA 测序。

【思考题】

1. 简述碱裂解法提取质粒 DNA 过程中溶液 I、溶液 II、溶液 III 的作用。

2. 如何从大肠埃希菌中提取质粒 DNA,在提取的过程中如何保证质粒 DNA 的纯度、完整性和产量?

(岳 丹)

实验四 核酸的鉴定与分析

本实验目的是掌握紫外分光光度法检测核酸的浓度和纯度的原理和方法,琼脂糖凝胶电泳鉴定 DNA 片段的原理和操作流程;熟悉聚丙烯酰胺凝胶电泳鉴定 DNA 片段的原理和操作流程;了解甲醛变性琼脂糖凝胶电泳鉴定 RNA 的原理和操作流程。

一、紫外分光光度法检测核酸的浓度和纯度

【原理】

DNA 或 RNA 分子中的碱基具有共轭双键结构，因此能够吸收紫外线，其最大吸收波长为 260nm，而蛋白质则在 280nm 处具有吸收峰。通过测量核酸在 260nm 处的吸光度和 A_{260}/A_{280} 比值，可以评估核酸的浓度和纯度。

在 260nm 波长下，一个吸光度单位相当于双链 DNA（dsDNA）浓度为 50μg/ml，单链 DNA 或单链 RNA 浓度约为 40μg/ml，寡核苷酸浓度约为 33μg/ml，据此估算样品中的核酸浓度。通过 A_{260}/A_{280} 比值评估核酸的纯度，通常纯 DNA 的 A_{260}/A_{280} 比值为 1.8，而纯 RNA 的比值为 2.0。

若 DNA 样品比值高于 1.8，说明有 RNA 污染；比值较低时则可能存在蛋白质或酚等物质污染。同时，也可能出现既含蛋白质又含 RNA 的 DNA 溶液，但其比值为 1.8 的情况。紫外分光光度法适用于浓度 > 0.25μg/ml 的核酸溶液，对浓度更低的样品，应采用荧光分光光度法进行测定。

【器材】

紫外分光光度计、石英比色皿、微量移液器。

【试剂】

待测核酸样品、TE 缓冲液、灭菌双蒸馏水或 DEPC 处理双蒸馏水。

【操作步骤】

1. **预热**　打开紫外分光光度计并进行 20 分钟预热，确保仪器处于稳定状态。

2. **校正**　仪器使用 TE 缓冲液或灭菌双蒸馏水进行零点校正，以确保仪器准确测量样品吸光度。

3. **校正杯差**　清洗石英比色皿后用灭菌双蒸馏水润洗，确保干燥后添加灭菌双蒸馏水，放入样品室的比色皿架上，关闭盖板并校正 0% 和 100%。

4. **样本稀释**　取 5μl DNA、4μl RNA，分别使用 TE 缓冲液或 DEPC 处理双蒸馏水，将标准品和待测样品适当稀释至 1 000μl，并记录编号和稀释度。

5. **样本测定**　将待测样品放入比色皿，把比色皿放入样品室的 S 架上，关闭盖板准备测量。

6. **读值**　测定样品在 260nm 和 280nm 波长处的吸光度（A 值），这些值将用于后续计算核酸的浓度和纯度。

【结果讨论】

1. 浓度计算

双链 DNA 样品浓度（μg/ml）= $A_{260} \times 50 \times$ 稀释倍数

RNA 样品浓度（μg/ml）= $A_{260} \times 40 \times$ 稀释倍数

单链寡聚核苷酸样品浓度（μg/ml）= $A_{260} \times 33 \times$ 稀释倍数

2. 纯度计算

纯度 = A_{260}/A_{280}

DNA 纯度要求 $A_{260}/A_{280}=1.8\pm0.1$

RNA 纯度要求 $1.7<A_{260}/A_{280}<2.0$

【注意事项】

1. 紫外分光光度计使用前需预热 20 分钟。手指应接触石英比色皿毛玻璃面，保证两个透光面完全平行，并垂直放入比色槽中。

2. 检测前需将样品混匀，确保微量样品具有代表性。检测结束后务必清洗基座或比色皿。若连续测量同一缓冲液样品超过 30 个，需重新进行空白校准。

3. DNA 纯度 >1.8 表明有 RNA 污染，<1.7 表明有蛋白质、酚等污染。RNA 纯度 <1.7 表明有蛋白质或酚污染，>2.0 表明可能有异硫氰酸残存。若样品不纯，则比值发生变化，此时无法用分光光度法对核酸进行定量，可使用其他方法进行估算。

【意义】

利用紫外分光光度法检测核酸的纯度和浓度，可以评估核酸样品的质量，确保其符合实验要求，并排除可能存在的杂质影响。通过准确测量核酸的浓度，精确配制实验所需浓度的溶液，保证实验数据的可靠性和可重复性。

附：微量分光光度计鉴定核酸的浓度和纯度

市售微量分光光度计有基座模式和比色皿模式两种。比色皿模式与传统紫外分光光度法检测原理类似，用于核酸的检测。在基座模式中，通过表面张力把样品保留在两根光纤（光源光纤和接收光纤）之间，可以在短时间内检测较高浓度的样品而无须稀释。

1. **基座模式检测核酸的纯度和浓度**

（1）启动计算机，打开软件和仪器，选择基座模式。

（2）将空白对照加到基座上，放下样品臂，点击"Blank"进行空白对照检测。再次加入空白对照，点击"Measure"进行样品测定，确保所得光谱平坦，吸光度控制在 ±0.1。若不符合要求，重复前面步骤。

（3）抬起样品臂，吸取 1μl 样品到基座上。

（4）放下样品臂，检测样品吸光度。

（5）检测结束后保存结果，用 2μl 蒸馏水清洗，放入无尘纸，关闭计算机。

2. **比色皿模式检测核酸的纯度和浓度**

（1）启动计算机，打开软件和仪器，选择比色皿模式。

（2）将待测样品加入比色皿中，保证样品盖过光束，让光线完整穿过样品。

（3）抬起样品臂，把装有待测样品的比色皿插入仪器中，注意光路指向。

（4）放下样品臂，检测样品吸光度。

（5）检测结束后保存结果，取出比色皿，倒掉样品并清洗，关闭计算机。

二、琼脂糖凝胶电泳检测 DNA

【原理】

琼脂糖凝胶电泳是一种利用琼脂糖作为支持介质的电泳技术，用于分离、鉴定和纯化 DNA 片段。琼脂糖作为一种天然多糖聚合物，通过形成绳状束状结构构成大网孔型凝胶，有助于 DNA 分子在电场中迁移。琼脂糖凝胶的孔径大小影响着 DNA 分子的迁移速度,孔径越大,DNA 分子受到的阻力越小,迁移速度越快。同时,DNA 分子在琼脂糖凝胶中泳动时受到电荷效应和分子筛效应的影响。在碱性缓冲液环境中,DNA 分子带负电荷,由负极向正极泳动,迁移率与 DNA 分子分子量成反比。不同浓度的琼脂糖凝胶(表 2-1)可以分离 100bp～50kb 的 DNA 片段,就是利用 DNA 分子的大小和构象不同,从而在电场中的迁移速率不同来实现 DNA 片段的分离和检测的。

电泳后的 DNA 分子需要染色才能显示带型,常用荧光染料 SYBR Green I 嵌入 DNA 双链中,紫外线激发下发出荧光,以便观察 DNA 分子片段的位置。通过分析 DNA 分子片段的带型,可以评估其浓度、纯度和完整性。基因组 DNA 的大分子量使其在电泳过程中迁移较慢,若有降解则会产生小分子的 DNA 片段,可在电泳图上显示出来。

表 2-1　琼脂糖凝胶浓度与线性 DNA 分子的最佳分辨范围

琼脂糖凝胶浓度 /(g·100ml^{-1})	线性 DNA 的最佳分辨范围 /bp
0.5	1 000～30 000
0.7	800～12 000
1.0	500～10 000
1.2	400～7 000
1.5	200～3 000
2.0	50～2 000

【器材】

稳压稳流电泳仪、水平电泳槽、凝胶成像分析系统或紫外透射仪、微波炉或电炉、电子天平、微量移液器、制胶模具、三角烧瓶、1.5ml 离心管。

【试剂】

1. 琼脂糖(电泳级)。

2. 5×TBE 电泳缓冲液　称取 54g Tris 碱,27.5g 硼酸,加蒸馏水约 900ml 使其完全溶解,再加入 500mmol/L EDTA(pH 8.0)溶液 20ml,定容至 1L。临用时稀释 10 倍。

3. 荧光染料 SYBR Green I。

4. 6×上样缓冲液　0.25% 溴酚蓝,0.25% 二甲苯青 FF,30% 甘油水溶液,4℃储存备用。

5. DNA 分子量标准品。

6. 待测 DNA 分子样品。

【操作步骤】

1. 胶板的制备

(1)将安装好的制胶模具放在工作台的水平位置。

(2)配制用于灌满电泳槽和制备凝胶所需的电泳缓冲液(0.5×TBE 或 1×TAE);根据待测 DNA 样品的分子量,按照表 2-1 选择并配制所需琼脂糖凝胶的浓度,以配制 100ml 1.5% 琼脂糖凝胶为例:用分析天平称量琼脂糖粉 1.5g,将其倒入洁净三角烧瓶中,加入 100ml 0.5×TBE 或 1×TAE 混匀。将三角烧瓶置于微波炉或电炉加热至琼脂糖充分溶解。

（3）待凝胶溶液冷却至60℃左右时，加入荧光染料SYBR GreenⅠ，充分混匀后倒入制胶模具中，凝胶的厚度为3~5mm，垂直插入并架好点样梳，避免梳子的齿下或齿间有气泡。

（4）在凝胶完全凝固后（于室温放置30~45分钟），垂直轻拔点样梳，将凝胶放入电泳槽内，并加入适量电泳缓冲液，液面略高于胶面3~5mm。

2. 加样　将适量待测DNA样品按比例加入上样缓冲液并混匀后，用微量移液器转入点样孔中，同时在凝胶的一侧点样孔中加入DNA分子量标准品，用来确定未知DNA的大小。

3. 电泳　接通电源，靠近点样孔端为负极。调节合适的电压（电场强度不高于5V/cm），当溴酚蓝指示剂迁移至距离胶板下沿1~2cm处时，关闭电源结束电泳。

4. 观察结果　在紫外透射仪下直接观察肉眼可辨的橘红色荧光，即为DNA条带所在位置；或置于凝胶成像系统中观察，拍照后用凝胶定量分析软件检测待测DNA，进行DNA样品的浓度、纯度及完整性分析。

【结果讨论】

1. 观察待测DNA样品电泳条带的形状、位置、粗细及亮度。与DNA分子量标准品电泳条带比较，可粗略估计出待测DNA样品的分子量、浓度范围和完整性。

2. DNA电泳条带边缘模糊不清、弯曲不齐时，可能存在以下影响因素：凝胶有气泡，电泳时DNA分子会绕开气泡迁移从而影响其带型；样品上样量过多或样品不均匀；加样时吸头碰坏点样孔壁而使样品溢出点样孔。

3. DNA电泳条带弥散拖尾，可能原因：电泳缓冲液配制时间太长或使用次数太频繁而导致其失效；电泳时电压过高或不稳定，分离速度太快或不均；加样过多导致样品从点样孔溢出。

4. 电泳条带不明显或无条带，可能与下列情况有关：样品浓度过低；加样量过少；电泳仪正负极接反，导致样品跑出凝胶。

【注意事项】

1. 电泳缓冲系统

（1）电泳缓冲液的离子强度对核酸的迁移率有直接影响。无离子存在或离子强度较低时，电导率小，DNA不迁移或迁移慢；高离子强度的缓冲液电导率过高并大量产热，可能导致DNA变性，因此应正确配制和使用电泳缓冲液。

（2）实验室常用的电泳缓冲液一般先配制成浓度较高的储存液，如5×TBE或50×TAE，使用时再稀释成低浓度的工作液0.5×TBE或1×TAE。一般分离较长的DNA片段（1kb以上）使用TAE，分离较小的DNA片段使用TBE效果更好。

2. 加热溶解琼脂糖　在微波炉中确保琼脂糖完全溶解，使用三角烧瓶以1/3以下容器容积的液体为好，加热时盖住瓶口并留出缝隙，可防止水分蒸发过多而改变琼脂糖浓度，也防止蒸汽压力过高。溶解的凝胶应及时倒入制胶板中，避免过冷凝固。

3. 凝胶的制备　配制凝胶的缓冲液应与电泳缓冲液一致。灌胶时避免气泡产生，凝胶厚度适宜，太薄容易加样不足或溢出点样孔。

4. 上样　一般情况下，0.5cm宽的梳子可加0.5μg的DNA量，梳子的宽度和加样量应根据需要加样的DNA片段数量和大小来确定。避免点样孔超载，从而导致条带拖尾和弥散。加样时吸头不插入孔中（破坏凝胶孔壁会导致DNA带型不整齐），对准点样孔在上方加样即可，样品会自动沉下。

5. **电泳** 保持电泳缓冲液没过胶面 3～5mm。电泳期间,电泳槽盖要安全地盖好,以防止液体蒸发。电泳缓冲液不足则分辨率下降,条带变形,凝胶溶解;过多会导致 DNA 迁移率下降、条带变形。

6. **条带观察** 使用紫外线时注意眼部防护,避免直接暴露。

7. **DNA 回收** 如果要对某一条带(如质粒)进一步分析,可用刀片将含该条带的凝胶切割下来进行 DNA 回收。

【意义】

琼脂糖凝胶电泳可以分析 DNA 样品的大小、形状和纯度,从而确定 DNA 的特征和质量,进而评估 DNA 提取、纯化或 PCR 扩增等步骤的效果和成功率。同时,琼脂糖凝胶电泳能够将 DNA 样品按照大小分离成不同的条带,使研究人员能够直观地观察 DNA 片段的分布情况,验证目标 DNA 是否存在、是否纯净,并检测其中可能存在的杂质或附加片段。此外,通过琼脂糖凝胶电泳检测 DNA,可以确定基因型、分子量大小等关键信息,为基因克隆、遗传学研究、疾病诊断等领域的实验和应用提供重要支持。

三、聚丙烯酰胺凝胶电泳检测 DNA

【原理】

聚丙烯酰胺凝胶是由单体丙烯酰胺(acrylamide,Acr)与交联剂 N,N′- 亚甲双丙烯酰胺(N,N′-methylene bisacrylamide,Bis)按照一定比例混合,在催化剂过硫酸铵(ammonium persulfate,AP)和加速剂 N,N,N′,N′- 四甲基乙二胺(N,N,N′,N′-tetramethyl ethylene diamine,TEMED)的共同激发作用下,相互聚合、交联形成的一种三维多孔网状结构的聚合物。AP 在凝胶形成过程中提供硫酸自由基,而 TEMED 加快 AP 提供自由基的速度,硫酸自由基的氧原子激活 Acr 单体,使之活化启动聚合反应形成多聚长链,继而形成网状结构。

聚丙烯酰胺凝胶电泳(PAGE)以聚丙烯酰胺凝胶作为支持介质,常用于蛋白质、核酸等生物大分子的分离、纯化及鉴定。PAGE 具有电荷效应、分子筛效应,被分离样品在其中泳动时的迁移速度取决于被分离样品的分子大小及所带电荷量。由于凝胶孔径较小,主要用于核酸小片段的分离与纯化,其有效分离范围是 6～500bp(表 2-2)。常用的聚丙烯酰胺凝胶有变性和非变性两种:变性 PAGE 主要用于单链 DNA 片段的分离与纯化;非变性 PAGE 主要用于高纯度的双链 DNA 片段的分离与纯化。本实验仅介绍非变性 PAGE。

表 2-2 聚丙烯酰胺凝胶浓度与线性 DNA 分子的有效分离范围

聚丙烯酰胺凝胶浓度 /%	线性 DNA 的有效分离范围 /bp
3.5	1 000～2 000
5.0	80～500
8.0	60～400
12.0	40～200
15.0	25～150
20.0	6～100

【器材】

稳压电泳仪、垂直电泳装置、电子天平、微波炉、脱色摇床、凝胶成像系统、离心管架、微量移液器。

【试剂】

1. **30% 丙烯酰胺储存液** 将 29g 丙烯酰胺和 1g N,N'- 亚甲双丙烯酰胺溶于总体积为 60ml 的水中。加热至 37℃溶解,补加超纯水至终体积为 100ml。过滤除菌,pH 应不大于 7.0,置棕色瓶中保存于室温。

2. **10%AP** 称取 1g AP 溶于 10ml 蒸馏水中,在 4℃冰箱中可保存数周。

3. **TEMED。**

4. **银染试剂**(固定液:10% 乙酸;氧化液:1% 硝酸;染色液:0.1% 硝酸银;显色液:2% 碳酸钠;终止液:4% 乙酸)。

5. **其他试剂** 5×TBE 缓冲液、溴酚蓝上样缓冲液、DNA 分子量标准品。

【操作步骤】

1. 凝胶的制备、加样与电泳

(1)电泳装置的准备:将垂直电泳装置中的凝胶玻璃板充分洗净,晾干后小心装入胶框并与垂直电泳槽装配好,同时调平,为注胶做准备。

(2)凝胶的制备(8% PAGE,100ml):根据玻璃板的大小和两块玻璃板之间的胶床厚度计算所需丙烯酰胺溶液的体积,根据待分离 DNA 大小配制适当浓度的凝胶溶液,不同浓度凝胶的配制见表 2-3。配好丙烯酰胺溶液后(避光 4℃保存),每 100ml 加 35μl TEMED,轻轻旋转混匀备用。

表 2-3 制备聚丙烯酰胺凝胶所用试剂的体积

试剂	制备不同浓度凝胶(%)所用的试剂				
	3.5%	5.0%	8.0%	12.0%	20.0%
30% 丙烯酰胺 /ml	11.6	16.6	26.6	40.0	66.6
蒸馏水 /ml	67.7	62.7	52.7	39.3	12.7
5×TBE/ml	20.0	20.0	20.0	20.0	20.0
10% 过硫酸铵 /ml	0.7	0.7	0.7	0.7	0.7

(3)注胶:将胶液缓缓倒入玻璃板间的胶床中,插入适当大小的点样梳,同时密切关注,防止凝胶中及梳齿下产生气泡。

(4)加样:待胶液在室温下完全聚合(一般需要 30～60 分钟)后,小心取出点样梳,并立即用缓冲液冲洗点样孔,然后将孔中残留水分吸取干净(目的是防止电泳后条带不整齐及胶断裂),将适量待测样品与上样缓冲液混匀后加入点样孔内,同时加入 DNA 分子量标准品。

(5)电泳:向电泳槽中加入 1×TBE 缓冲液直至没过点样孔,正、负极槽内缓冲液的高度一致,启动电源,200～300V 稳压电泳至溴酚蓝指示剂迁移至距离凝胶底部约 1.0cm 时,停止电泳。

(6)剥胶:回收电泳缓冲液,卸下玻璃板,撬开玻璃板并平稳移去上面的玻璃板;让凝胶吸附在另一块玻璃板上,然后将其小心地剥离至染色缸内,准备染色。

25

2. 凝胶中 DNA 的染色 常用的染色方法为溴化乙锭染色法和硝酸银溶液染色法。本实验介绍常规的硝酸银溶液染色法。

（1）冲洗：将染缸中的凝胶先用双蒸馏水冲洗一遍。

（2）固定：加入 10% 乙酸固定 10 分钟，弃去固定液，用双蒸馏水漂洗 1 分钟。

（3）氧化：加入 1% 硝酸，浸泡凝胶 3～15 分钟，弃去硝酸溶液。用双蒸馏水漂洗 2 次，每次 1 分钟。

（4）染色：加入 0.1% 硝酸银染色液，在脱色摇床上摇动 15～30 分钟，弃去硝酸银染色液，用去离子水漂洗 2 次，每次 20 秒。

（5）显色：加入 2% 碳酸钠显色液，在摇床上边摇动边显色，待条带清晰后弃去显色液，加入 4% 乙酸溶液停止显色。

（6）照相保存：将胶浸泡在水中照相，或置于 40℃ 烘箱 3 天后剥离保存。

【结果讨论】

1. 电泳条带不整齐的可能原因 制胶玻璃板冲洗不彻底、不干净或未完全晾干，凝胶与玻璃板黏合不一致影响 DNA 迁移；凝胶浓度配制不合理、凝胶混合不均匀、凝胶中存在气泡，导致凝胶有效孔径不一致而影响带型；加样量过多或样品不均匀。

2. 电泳条带拖尾的可能原因 电泳缓冲液放置时间太久或多次使用导致其失效；电泳电压过高或不稳定，电泳速率太快或不均，导致拖尾。

【注意事项】

1. 玻璃板的准备 用去污粉将玻璃板、胶垫、点样梳等反复清洗，并用 Ⅲ 级蒸馏水漂洗 2～3 次，直至玻璃板表面出现均匀水膜，再用超纯水漂洗 1 次，晾干；否则注胶时易形成气泡影响电泳条带的形状，或凝胶染色背景偏深，最终影响观察结果。使用前再用无水乙醇擦拭制胶玻璃板并晾干，制胶前可在玻璃板上涂布硅化剂，可减少注胶时产生气泡以及方便电泳结束后凝胶的剥离，同时戴橡胶手套，避免手指上的油污污染干净的玻璃板。

2. 制胶玻璃板的安装 检查玻璃板两侧和底部是否严密，以防止胶液漏出。

3. 小心操作 丙烯酰胺对神经系统和皮肤有毒性作用，可经皮肤和呼吸道进入体内，其作用具有累积性；TEMED 腐蚀性强，对上呼吸道黏膜组织及皮肤有很大的损伤作用。故称取时必须戴口罩和手套，并注意通风。聚丙烯酰胺一般认为无毒，但为防止可能含少量未聚合的丙烯酰胺，还是应小心操作。

4. 凝胶液配制 应现配现用，边加边彻底混匀。聚丙烯酰胺凝胶完全聚合时间一般为 30～60 分钟，如凝固得太快则硬而易裂，可能是 10% AP 和 TEMED 用量太多；如凝固得太慢，则应考虑为 10% AP 和 TEMED 用量太少或其已失效。

5. 注胶 凝胶中不能有气泡，因电泳时 DNA 遇到气泡会绕道迁移挤压旁边区带，从而影响 DNA 分子区带的形状和迁移方向。故玻璃板一定要清洗干净，灌胶操作应连续，灌胶前胶液可抽真空以去除溶液中的气泡。凝胶一般制成 0.5～2mm 厚，过厚的凝胶因产热而导致 DNA 电泳带型不齐。

6. 点样梳拔出 待点样孔附近形成清晰界面时，一次性轻轻拔出点样梳，避免破坏点样孔；并立即用电泳缓冲液冲洗点样孔，以清除点样孔中未完全凝固的胶液和气泡，因点样梳取出后，点样梳上吸附的和胶顶部未聚合完的丙烯酰胺会流入样品孔，再聚合而使样品孔底形状不整齐，最终导致电泳带型不整齐。

7. 加样量 应适量,过多易使电泳条带过宽、不整齐;过少易使带型模糊不集中,从而影响结果的正确判断。

【意义】

聚丙烯酰胺凝胶电泳技术具有出色的分辨能力,能够有效地分离出仅相差 1bp 的核酸片段,可判断 PCR 扩增片段大小并进行有效回收;通过转印进行 Southern 或 Northern 印迹,载样量大,回收样品的纯度高。在临床相关疾病检测中,核酸片段的琼脂糖凝胶电泳已广泛应用,而聚丙烯酰胺凝胶电泳技术在这一领域中也得到了广泛应用,其更高的分辨率特别适用于 SNP 应用领域。

四、甲醛变性凝胶电泳检测 RNA

【原理】

甲醛在琼脂糖凝胶电泳中的作用是消除单链 RNA 的二级结构。甲醛与谷氨酸残基的单亚氨基基团形成不稳定的 Schiff 碱基对,通过阻止 RNA 内部的 Watson-Crick 碱基配对来维持 RNA 的变性状态。这种 Schiff 碱基对不稳定且易于被稀释除去,因此只有当甲醛存在于缓冲液或凝胶中时,RNA 才能保持变性状态。不同大小的 RNA 在含有 2.2mol/L 甲醛的琼脂糖凝胶电泳中具有不同的迁移率,这种迁移率与 RNA 的相对分子质量的对数成反比关系,从而实现了根据 RNA 的大小将其在凝胶中分离的效果。这种方法能够真实反映 RNA 的质量状况,并使得不同大小的 RNA 能够根据其分子大小在凝胶电泳中得以分离。

【器材】

稳压稳流电泳仪、水平电泳槽、紫外透射仪或凝胶成像分析系统、微波炉、点样梳、微量移液器、1.5ml 离心管、胶带。

【试剂】

1. 10×MOPS 电泳缓冲液 称取 48.1g 3-(N-吗啉)丙磺酸(MOPS)溶解于 700ml 灭菌的 DEPC 处理水中,用 2mol/L NaOH 调整 pH 到 7.0。加 DEPC 处理的 1mol/L NaAc 20ml 和 DEPC 处理的 0.5mol/L EDTA(pH 8.0)20ml。用 DEPC 处理的水将体积调到 1L。用 0.45μm 滤膜过滤除菌,室温避光保存,临用时稀释 10 倍。

2. 2.5×甲醛变性胶上样缓冲液 在 1.5ml 离心管中加入约 0.1mg 溴酚蓝,加入 1ml DEPC 处理水充分溶解,离心,可见管底有溴酚蓝粉末,上层即为饱和溴酚蓝溶液。

取 15ml 灭菌离心管,依次加入以下各成分:4ml 10×MOPS 缓冲液、3.1ml 甲酰胺、2ml 100% 甘油、720μl 37% 甲醛溶液、80μl 0.5mol/L EDTA(pH 8.0)、16μl 饱和溴酚蓝溶液、100μl DEPC 处理水,混匀分装,-20℃保存备用。

3. 1×甲醛变性胶电泳缓冲液 20ml 10×MOPS 缓冲液、4ml 37% 甲醛溶液、DEPC 处理水将体积补充到 200ml,使用时临时配制。

4. 其他试剂 琼脂糖、甲醛、甲酰胺、DEPC 处理水、已知相对分子质量的 RNA 标准品、荧光染料 SYBR Green I。

【操作步骤】

1. 配制 1.2% 甲醛琼脂糖变性凝胶 依次量取 30ml DEPC 处理过的水、3.34ml 10×MOPS,

称取 0.4g 琼脂糖,用微波炉融化,室温放置冷却到 60℃,再加入 0.6ml 甲醛(37%,pH＞3.5),混匀并置通风橱中,稍稍冷却后倒入制胶器中。

2. 装 RNA 电泳体系 将制好的胶放入电泳仪,加入 1×甲醛变性胶电泳缓冲液,略高出凝胶表面。

3. 点样 依次加入 2μl 5×MOPS、2μl RNA、0.5μl 荧光染料 SYBR Green I,配制 RNA 电泳点样液,将样品混合液小心加入点样孔中。

4. 电泳 以 5～10V/cm 电泳 30 分钟左右。

5. 观察 在凝胶成像仪下观察电泳结果。

【结果讨论】

在凝胶成像仪的紫外检测中若能看到两条清晰可区分的主带(28S 和 18S)RNA,则表明 RNA 完整无降解。一般认为 28S 和 18S 真核细胞 RNA 比值约为 2:1(从电泳的两条主带的亮度可判断)。若该比值逆转,则表明有 RNA 降解,因为 28S RNA 可特征性地降解为类似 18S 的 RNA,在电泳图像上表现为只有一条主带或出现弥散等现象。

【注意事项】

1. 避免 RNA 酶的污染

(1)所有试剂均用 DEPC 处理的水和无 RNA 酶的玻璃器皿配制。玻璃器皿和塑料制品浸泡在 0.1% DEPC 水溶液中,37℃放置 1 小时,高压蒸汽灭菌 15 分钟。

(2)电泳槽用 3% H_2O_2 浸泡 20 分钟,然后用 DEPC 处理的水冲洗。

(3)尽量在冰上操作,RNA 酶、DNA 酶在低温时活性低。

2. 注意 DEPC 的致癌性和甲醛、甲酰胺的毒性对操作人员及环境的影响,操作时须戴上手套和安全眼镜,在化学通风橱中进行配制,远离热和明火。

3. 含有甲醛的琼脂糖凝胶比非变性的琼脂糖凝胶更易破碎,更缺乏弹性,转移时动作要轻缓。

4. 1.5% 的甲醛变性琼脂糖凝胶适用于分离 0.5～8.0kb 大小的 RNA,更大的 RNA 应该用 1.0% 或 1.2% 的甲醛变性琼脂糖凝胶来分离。

5. 电泳时用较高电压会导致电泳条带模糊不清,通常采用 4～5V/cm 电压电泳。

6. 若 RNA 样品不纯,含有 SDS 或盐或每条泳道 RNA 的上样量超过 10μg,在电泳过程中会引起 RNA 电泳条带弥散。

【意义】

甲醛变性凝胶电泳可以分析 RNA 样品的大小分布和纯度,从而评估 RNA 的完整性和质量,确保实验所使用的 RNA 符合要求。同时,甲醛变性凝胶电泳能够将 RNA 按照大小分离成不同的条带,能够直观地观察 RNA 的分布情况,验证 RNA 的存在、纯度以及可能存在的降解或污染情况。此外,通过该技术检测 RNA,可以确定 RNA 的结构、大小和稳定性,为基因表达调控、转录组学研究等领域的实验提供重要支持。

【思考题】

1. 一份实验 DNA 样品经紫外分光光度法测定得到 $A_{260}/A_{280}=1.8$,该样品的纯度是否高,原因是什么?如果纯度不高,又应该如何校正?

2. DNA 分子在琼脂糖凝胶电泳过程中影响迁移率的因素有哪些?

3．聚丙烯酰胺凝胶包含哪些组分？各组分的作用是什么？

4．甲醛变性凝胶电泳检测 RNA 操作中如何避免 RNA 酶的污染？凝胶成像可见到哪几条条带？

（岳 丹）

第二节 核酸扩增技术

1985 年，聚合酶链反应（polymerase chain reaction，PCR）技术创建，这一模拟体内 DNA 半保留复制过程的体外 DNA 扩增技术，可在短时间内获得数十万乃至百万倍的靶核酸片段，突破了以往科学研究和临床疾病诊断中核酸原料的限制，成为了临床分子生物学检验第二阶段的核心技术，发明者 KaryMullis 也因此获得了 1993 年诺贝尔化学奖。随后，以 PCR 技术为基础，核酸体外扩增技术飞速发展，衍生出了多重 PCR、巢式 PCR、等位基因特异性 PCR 和以 RNA 为模板的逆转录 PCR（reverse transcription PCR，RT-PCR）技术等，尤其是 1996 年创建的荧光定量 PCR（fluorescent quantitative PCR，qPCR）技术实现了对靶核酸的定量检测，已被广泛应用于病原体检测和遗传变异分析等领域。如今，核酸体外扩增技术因其简便、高效、灵敏及特异性强，已成为生物医药学研究和临床疾病诊断中不可或缺的工具。

实验五 PCR 技术

【目的】

掌握 PCR 技术的基本原理和基本操作；熟悉 PCR 引物设计的方法；了解 PCR 技术的主要应用。

【原理】

PCR 技术的基本原理是在 4 种脱氧核糖核苷三磷酸（deoxyribonucleotide triphosphates，dNTPs）、一对特异性寡核苷酸引物和含 Mg^{2+} 的反应缓冲液共同存在的条件下，耐热 *Taq* DNA 聚合酶催化待扩增 DNA（模板 DNA）合成反应，并不断重复此过程以达到对靶序列的大量扩增。其中，引物是经引物设计工具设计后合成的一对单链寡核苷酸片段，分别与模板 DNA 两条链的 3′ 末端互补。引物序列决定了目的片段扩增的特异性。

PCR 技术包括 3 个基本步骤：高温变性、低温退火和 72℃延伸。①变性：对反应混合液进行加热至高温 94℃左右，使双链模板 DNA 解链成为两条单链 DNA。②退火：温度降至低温（一般低于引物熔解温度 T_m 值 5℃左右），使引物与靶序列末端形成杂交双链。③延伸：温度升至 72℃，将游离 dNTP 按照碱基互补配对原则依次加至引物的 3′ 末端，在 *Taq* DNA 聚合酶催化作用下沿着模板链 5′→3′ 的方向不断延伸，直至形成新的 DNA 双链。通过一个变性、退火和延伸循环后，靶分子 DNA 的数量可增加 1 倍。由于每次扩增的产物又可作为下一次扩增的模板，因此经 *n* 次循环后，1 分子的模板 DNA 的拷贝数可达 2^n。

本实验以人谷胱甘肽 S- 转移酶基因（*glutathione S-transferase pi 1，GSTP1*）扩增为例，通过 Primer Premier 5 软件和 Primer3Plus 在线网站，分别设计两对特异性引物，扩增片段长

29

度分别为 444bp 和 503bp，扩增产物用琼脂糖凝胶电泳方法进行检测。

【器材】

PCR 热循环仪、凝胶成像分析系统、超纯水仪、水平电泳槽、电泳仪、台式低速离心机、漩涡混匀器、微波炉、微量移液器及吸头、0.2ml 离心管。

【试剂】

1. **模板 DNA** 以 EDTA 抗凝血标本中提取的人类基因组 DNA 为模板。

2. **引物** 合成的引物可先用 TE 缓冲液配制成浓度为 100μmol/L 的贮存液，实验时再稀释成 10μmol/L 的应用液。

3. **Taq DNA 聚合酶** 通常购买的商品化试剂中包括 Taq DNA 聚合酶和反应缓冲液，有的缓冲液中含 Mg^{2+}，有的不含 Mg^{2+}，按试剂说明书进行操作。

4. **dNTPs** dNTPs 是 dATP、dTTP、dCTP、dGTP 按等物质的量浓度配制而成。

5. **PCR 产物检测试剂** 包括琼脂糖（电泳级）、电泳缓冲液、上样缓冲液、核酸荧光染料如 SYBR Green I、DNA 分子量标准等（参照"实验四 核酸的鉴定与分析"）。

【操作步骤】

1. 设计合成引物

（1）查找 GSTP1 基因序列：进入美国国家生物技术信息中心（National Center for Biotechnology Information，NCBI）网站 Gene 数据库，在搜索框中输入基因名 GSTP1 和物种的拉丁学名 Homo sapiens（human），点击搜索，获取 GSTP1 基因序列。

（2）设计引物：设计引物时应遵循引物设计原则，应用引物设计软件或在线网站等进行设计。

1）应用 Primer Premier 5 软件设计引物：打开软件，输入 GSTP1 基因序列，点击 Primer 后点击 Search，设置引物参数（扩增产物长度设为 300～500bp，引物长度设为 22～24bp），点击 OK 确认。设计出的引物按得分从高到低排列，选择得分高的引物对，依据引物设计原则进行筛选确认，复制出引物 1 序列（表 2-4）。

2）应用 Primer3Plus 在线网站设计引物：进入 Primer3Plus 在线网站，输入 GSTP1 基因序列，点击 General Settings，设置引物参数（扩增产物长度、引物长度、T_m 值和 GC 含量等），点击 Pick Primers，选择得分高的引物对，依据引物设计原则进行筛选确认，复制出引物 2 序列（表 2-4）。

表 2-4 GSTP1 基因特异引物设计

引物名称	引物序列	扩增产物长度 /bp
引物 1：上游引物	5′-CGCCCTACACCGTGGTCTATTTC-3′	444
引物 1：下游引物	5′-GGTCACTTACGCAGGAGGCTTTG-3′	
引物 2：上游引物	5′-CTGGCACTTTTAGCTGAGGAAAAT-3′	503
引物 2：下游引物	5′-TATCATCCTACTCTCATCCCTCCC-3′	

（3）合成引物：引物设计好后，通过 NCBI BLAST 比对验证引物的准确性和特异性，无误后提交公司合成。合成好的引物通常为冻干粉，使用前应先离心再用 TE 缓冲液溶解。

2. 确定反应程序　一个常规的 PCR 扩增反应程序主要包括预变性、变性 - 退火 - 延伸（循环数）、循环后再延伸等步骤。在进行 PCR 扩增反应之前，必须先确定反应程序（表 2-5），将其在 PCR 热循环仪上进行设置。

表 2-5　*GSTP1* 基因扩增反应程序

PCR 反应程序	温度 /℃	时间 / 秒	循环数 / 次
预变性	94	300	1
变性	94	30	
退火	55	30	35
延伸	72	30	
再延伸	72	300	1

3. 配制反应体系　取 0.2ml 离心管，按表 2-6 加入各试剂。加完试剂后充分混匀，8 000r/min 离心 30 秒，使液体沉至管底。

表 2-6　*GSTP1* 基因扩增反应体系

PCR 反应体系	终浓度	所需体积 /µl
基因组 DNA 模板（20µg/ml）	2µg/ml	3.0
上游引物（10µmol/L）	0.5µmol/L	0.5
下游引物（10µmol/L）	0.5µmol/L	0.5
Taq DNA 聚合酶（5U/µl）	2.5U/30µl	0.5
dNTPs（各 2.5mmol/L）	0.2mmol/L	2.0
10×PCR 反应缓冲液（Mg^{2+}）	1×	3.0
灭菌 ddH$_2$O		20.5
总体积		30.0

PCR 实验中还应设立空白对照、阴性对照和阳性对照反应以确保实验结果的可靠性。其中，空白对照即在反应体系中不加模板 DNA，而是用等体积灭菌 ddH$_2$O 代替。

4. PCR 扩增反应　把上述 PCR 反应管放入 PCR 热循环仪，按仪器操作要求启动扩增程序（见表 2-5）。反应结束后，将 PCR 反应管于 8 000r/min 离心 30 秒，取扩增产物进行电泳分析（亦可将 PCR 产物置 4℃保存待检）。

5. PCR 扩增产物分析　对 PCR 扩增产物进行 1.0% 琼脂糖凝胶电泳（0.5×TAE 电泳缓冲液）分析：取 7µl 扩增产物与 2µl SYBR Green I 荧光染料和 1µl 10×DNA 上样缓冲液混匀，用移液器将样品和 DNA 分子量标准依次加入凝胶样品孔内，接通电源，电压为 90V，至溴酚蓝迁移到合适位置停止电泳，取出凝胶置于凝胶成像分析系统中进行观察并分析结果（图 2-1）。

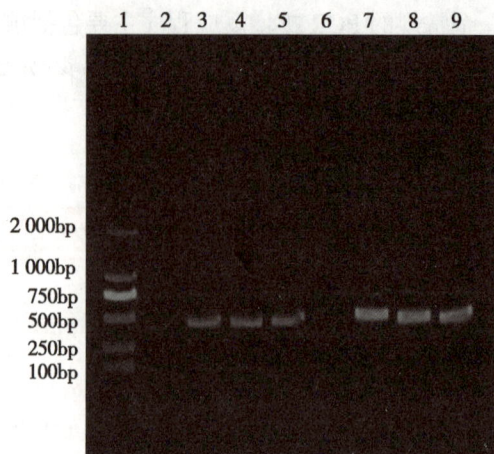

图 2-1　琼脂糖凝胶电泳检测 PCR 扩增产物

1. DNA 分子量标准；2. 空白对照的扩增产物（引物 1）；3～5. 基因组 DNA 的扩增产物（引物 1）；6. 空白对照的扩增产物（引物 2）；7～9. 基因组 DNA 的扩增产物（引物 2）。

【结果讨论】

1. 应用引物 1 被检样品管的扩增产物中可见一条约 450bp 的条带，应用引物 2 被检样品管的扩增产物中可见一条约 500bp 的条带。

2. 空白对照管的扩增产物中无扩增条带。

【注意事项】

1. 由于 PCR 技术灵敏度高，极微量的污染也会造成扩增结果出现假阳性，因此必须采取相应措施避免发生污染：

（1）PCR 反应必须在专门的 PCR 实验室进行，实验室应包括试剂配制室、模板制备室、PCR 扩增室和产物检测室等功能区。PCR 实验中的各步骤应在相应的功能区内进行。标本、模板 DNA、PCR 试剂等应分别保存于不同功能区的冰箱中。

（2）操作时应戴手套，配制反应体系和加模板 DNA 时应分别使用专用的移液器，所有耗材使用前必须经高压灭菌，用后按规定处理并丢弃在指定区域。

（3）多份样品同时扩增时，可先配制总反应混合液，并分装于各 PCR 管中，然后再在各管中分别加入模板 DNA，这样既可避免污染，也可提高实验效率与精确度。

此外如前所述，应设立空白对照反应和阴性对照反应，以排除假阳性结果。

2. 设置经典 PCR 扩增反应程序时，应注意以下几点。

（1）预变性温度及时间：为使模板 DNA 能够充分变性解链成为单链，在 PCR 扩增反应开始的第一次变性时应给予足够的温度和时间，如 93～95℃，5～10 分钟。

（2）变性温度及时间：变性温度为 93～95℃，变性 30 秒足以使双链模板 DNA 变性，如果模板 G＋C 含量较高或被扩增片段较大时，变性时间可适当延长。

（3）退火温度及时间：退火温度取决于引物的 T_m 值，一般低于其 5℃左右，如果两条引物的 T_m 值不同，则以低 T_m 值为准，退火时间一般为 30 秒，如被扩增片段较大时，退火所需时间应相应延长。退火温度越高，产物的特异性越高。

（4）延伸温度及时间：延伸温度一般设为 72℃，延伸时间视产物长度而异（1kb 片段的延伸时间一般设定为 1 分钟），时间过长易导致非特异性扩增。

（5）循环数：循环数一般设为 25～35，低于 25 个循环时扩增产物量相对较少，不易检测，高于 35 个循环时反应即进入平台期，扩增产物量不再随循环数的增加而增长。

（6）再延伸温度及时间：在进行完上述变性 - 退火 - 延伸循环反应后，为了使引物延伸完全，充分形成双链结构，一般在 72℃再保持几分钟，最后置于 4℃保存。

【意义】

PCR 技术是生物医学领域中的一座革命性里程碑，其检测相对便捷、灵敏度高、特异性强，已被广泛应用于科学研究、临床检测和法医物证等实践中。PCR 技术可用于基因组文库构建、基因重组、分子进化与系统发育研究等。通过对病原体基因、遗传病致病基因、肿瘤相关基因及个体化基因等基因的扩增检测，PCR 技术在感染性疾病、遗传病及肿瘤等多类疾病的预测、诊断、分型和预后判断等方面均发挥着极其重要的作用。

【思考题】

1. 引物设计原则有哪些？如何确保设计引物的特异性？
2. 如果 PCR 扩增产物中出现非特异性的扩增条带，应如何优化反应？

（孙梓暄）

实验六 RT-PCR 技术

【目的】

掌握逆转录聚合酶链反应的技术原理；熟悉逆转录聚合酶链反应的临床应用；了解可能影响逆转录聚合酶链反应的因素。

【原理】

逆转录聚合酶链反应（reverse transcription polymerase chain reaction，RT-PCR）是以 RNA 为模板进行核酸扩增的技术，可用于检测细胞中特定基因的表达水平、样本中 RNA 病毒含量等。由于 PCR 反应中使用的 DNA 聚合酶不能直接以 RNA 为模板，待检测的 RNA 序列需要先经过逆转录反应（reverse transcription，RT）合成为 cDNA，再以 cDNA 为模板，扩增合成目的片段，是一种将 RNA 的逆转录和 cDNA 的聚合酶链反应（PCR）结合应用的技术方法。经典的 RT-PCR 为两步法，在逆转录步骤，使用引物［通常为 Oligo（dT）或随机引物］和逆转录酶将 RNA 转化为 cDNA；接下来在 PCR 步骤中使用针对靶基因序列的特异性引物对 cDNA 进行 PCR 扩增。而在临床实验室中常使用一步法，一步法使用基于目标 RNA 序列设计的基因特异性引物，即逆转录过程从特定的 mRNA 模板开始，逆转录和 PCR 扩增在一个单一的反应管中同时进行。本实验介绍使用两步法 RT-PCR 检测人外周血单个核细胞中甘油醛 -3- 磷酸脱氢酶（glyceraldehyde-3-phosphate dehydrogenase，GAPDH）基因的表达。

【器材】

PCR 扩增仪、台式离心机、低温高速离心机、漩涡混匀器、琼脂糖凝胶电泳系统、凝胶成像分析系统、微量移液器（0.5～10μl 连续可调）及吸头、离心管、PCR 反应管（0.2ml）。

【试剂】

1. 人外周血单个核细胞分离液。

2. RNA 提取试剂　TRIzol 试剂、三氯甲烷（分析纯）、异丙醇（分析纯）、75% 乙醇（750μl 无水乙醇 + 250μl DEPC 水，临用前配制）、DEPC 水。

3. RT-PCR 试剂

（1）RT 反应：逆转录酶 AMV、Oligo（dT12～18）、5× 逆转录缓冲液、dNTP 溶液（每种 dNTP 各 10mmol/L）、RNA 酶抑制剂 RNasin。

（2）PCR 反应：*Taq* 聚合酶、*GAPDH* 上下游引物（表 2-7）、PCR 缓冲液、dNTP 溶液（每种 dNTP 各 10mmol/L）、MgCl$_2$（25mmol/L）。

表 2-7　*GAPDH* 上下游引物序列

GAPDH（284bp）	引物序列
上游引物	5′-CCCATCACCATCTTCCAGGAG-3′
下游引物	5′-GTTGTCATGGATGACCTTGGC-3′

4. 琼脂糖凝胶电泳试剂　参照"实验四　核酸的鉴定与分析"。

【操作步骤】

1. 人外周血中单个核细胞的分离

（1）取人 EDTA 抗凝静脉血 2ml，加入等体积生理盐水稀释，轻柔混匀后备用。

（2）取人外周血单个核细胞分离液 4ml 加入洁净离心管中，用塑料吸管吸取稀释抗凝血，沿试管壁缓慢加于分离液液面上，保持两液面界面清晰。

（3）将试管于室温 500×*g* 离心 20 分钟。

（4）离心后试管内液面可分为 5 层，从上至下依次为血浆、单个核细胞、淋巴细胞分离液、粒细胞、红细胞。单个核细胞层为云雾状的白膜。弃去最上层的血浆，小心吸取单个核细胞层移入另一干净试管中，加入 1～2 倍量生理盐水，混匀，室温 500×*g* 离心 5 分钟，弃去上清液。

（5）加入 1ml 生理盐水重悬细胞沉淀，混匀，转入 1.5ml 离心管中。

2. 细胞总 RNA 提取

（1）将离心管中的单个核细胞悬液于 500×*g* 离心 5 分钟，弃去上清液，留取细胞沉淀。加入 500μl TRIzol 试剂，漩涡混匀器上混匀，室温静置 5 分钟，待细胞完全裂解，4℃ 12 000×*g* 离心 5 分钟，收集上清液至另一 1.5ml 离心管中。

（2）加入 200μl 三氯甲烷，快速颠倒混匀 15 秒，直至溶液充分乳化，室温静置 3 分钟。4℃ 12 000×*g* 离心 15 分钟。离心后分 3 层（从上至下分别为水相、蛋白质层和三氯甲烷层）。小心吸取上层水相转入一新的 1.5ml 离心管（注意勿吸取水相与有机相的界面层，此层含有 DNA 及蛋白质）。

（3）加入等体积异丙醇，振荡混匀，室温静置 10 分钟，4℃ 12 000×*g* 离心 15 分钟。

（4）离心后可见管底或管壁的白色沉淀，即为 RNA。小心吸弃上清液，加入 800～1 000μl 冰预冷的 75% 乙醇，用加样枪将 RNA 沉淀轻轻吹起，尽量不要吹散。4℃ 7 500×*g* 离心 5 分钟。弃上清液，重复上述步骤洗涤一次，小心吸弃上清液，尽量吸去残留在离心管底部的少量液体（注意不要吸到管底 RNA 沉淀），将离心管倾斜放置于冰上晾干。

（5）加 30μl DEPC 水溶解 RNA，如不立即进行逆转录，可将其余部分保存于 −80℃。

3. 逆转录反应

（1）按照表 2-8 配制逆转录反应体系，注意应在冰上准备所有试剂和 RNA 样本。

表 2-8　逆转录反应体系

逆转录反应体系组成	加入量
总 RNA	1μg（根据提取 RNA 浓度计算加入体积）
Oligo（dT）探针	1μl
5×逆转录缓冲液	4μl
dNTP Mix	1μl
RNasin	1μl
逆转录酶	1μl
DEPC 处理水	补足至 20μl

阴性对照用 DEPC 水代替样品总 RNA，其余成分相同。将上述反应成分加入 0.2ml 离心管，混匀，短暂离心。

（2）将反应管放入 PCR 扩增仪中，42℃孵育 60 分钟，随后 95℃孵育 5 分钟，灭活逆转录酶。

（3）冷却后，所得 cDNA 可直接用于后续 PCR 扩增或存储于 −20℃ 备用。

4. PCR 扩增

（1）按照表 2-9 配制 PCR 反应体系。

表 2-9　PCR 反应体系配制

PCR 扩增体系	加入量
cDNA	5μl
GAPDH 上游引物	1.5μl
GAPDH 下游引物	1.5μl
10×PCR 缓冲液	5μl
dNTP Mix	1μl
Taq 酶	1μl
去离子水	补足至 50μl

（2）设置 PCR 反应程序并运行：94℃ 5 分钟；94℃ 1 分钟，55℃ 30 秒，72℃ 1 分钟，30 个循环；72℃ 5 分钟。

5. 琼脂糖凝胶电泳检测
参照本章"实验四 核酸的鉴定与分析"进行操作。称取 3.0g 琼脂糖，加入 1×TBE 电泳缓冲液 200ml，配制 1.5% 琼脂糖凝胶，加入染色剂 GoldView。取 5μl 扩增产物与 1μl 上样缓冲液混匀点样，以 5V/cm 左右的电压进行电泳，电泳结束后，用凝胶成像系统拍摄成像并保存。

【结果讨论】

1. 结果见图 2-2。*GAPDH* 基因对应的 PCR 产物应在预期大小的位置出现明显的条带。本实验 *GAPDH* RT-PCR 产物条带为 284bp。图中与泳道 1 的 DNA 分子量标准比较可知，在预期位置有亮度适中条带，说明 *GAPDH* mRNA 在样本中得到了有效逆转录和扩增，同时也证明了 RNA 提取和逆转录步骤的成功。根据条带的灰度值或通过成像系统量化其强度，还可进行半定量分析，粗略估计不同样本间 *GAPDH* 表达量的相对差异。

2. 如果观测到扩增产物条带并未出现在预期的分子量位置上，可能的原因包括：引物设计不当或引物质量不佳导致非特异性扩增，生成非目的条带；或 PCR 反应条件（如退火温度、延伸时间）设置不合理，导致非特异性扩增，条带出现在不同于预期分子量的位置。

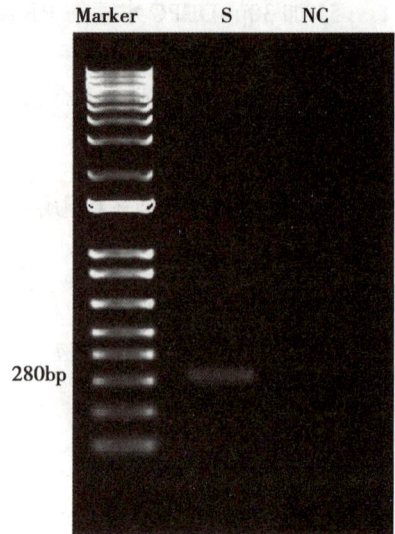

图 2-2　RT-PCR 检测 *GAPDH* 电泳结果
注：Marker, DNA 分子量标准；S，样本；NC，阴性对照。

【注意事项】

1. RNA 实验要求严格的无 RNA 酶环境，由于 RNA 酶可能广泛存在于人体皮肤、空气尘埃、实验室器皿表面以及常用试剂中，为了确保实验的有效性，进行 RNA 实验时必须严格注意防止 RNA 酶污染，包括使用 RNA 酶抑制剂、使用无 RNA 酶的工作台面、专用的无 RNA 酶实验耗材（如离心管、移液器、吸头等）。实验人员应穿戴洁净工作服、一次性手套，并频繁更换手套，防止皮肤上的 RNA 酶污染样本和试剂。

2. 应在冰上准备所有 RNA 实验试剂和样本。

3. 抽提总 RNA 时应小心吸取上层水相转入离心管，注意勿吸取水相与有机相的界面层，此层含有 DNA 及蛋白质，这些物质对 PCR 扩增有影响。

4. DEPC 是一种致癌剂，配制和使用时应戴手套并在通风橱中操作。

5. 为了防止非特异性扩增，必须设阴性对照。

6. 不同公司所提供的 RNA 提取试剂、逆转录试剂、PCR 试剂会有所差异，具体体系配制、反应条件应根据实际情况调整。

【意义】

GAPDH 是一种糖酵解蛋白，在糖酵解过程中发挥重要作用。*GAPDH* 在真核生物和原核生物中广泛存在，在不同组织和细胞中的表达相对稳定，因此在分子生物学实验中常被用作内参基因（internal reference gene）。一方面可以作为实验操作流程有效且无明显干扰的内部对照，表明 RNA 提取、逆转录和 PCR 扩增步骤均成功进行。另一方面，在比较不同样本之间或同一样本处理前后的基因表达差异时，通过同时测定 *GAPDH* 和其他目的基因的表达量，可以校正加样误差、RNA 提取效率的差异以及逆转录反应效率的变化，从而更准确地反映出目的基因的相对表达水平。

需注意的是，尽管 *GAPDH* 通常被认为是稳定的内参，但在某些特殊情况下，当细胞代谢状态发生显著改变时，*GAPDH* 的表达水平也可能会有所变动。因此，在研究相关疾病或病理状态下，*GAPDH* 的表达水平检测也有助于了解细胞的基本生理状态。

【思考题】

1. 怎样评估提取 RNA 的纯度和完整性？
2. 逆转录酶的生物学活性有哪些？

（蔡 贞）

实验七 荧光定量 PCR 技术

【目的】

掌握荧光定量 PCR 的技术原理和结果分析；熟悉荧光定量 PCR 实验操作流程；了解荧光定量 PCR 技术的临床应用。

【原理】

荧光定量 PCR（fluorescent quantitative PCR，qPCR）技术的基本原理是在 PCR 反应体系中加入荧光基团，通过荧光信号检测实现整个 PCR 进程的实时监测，从而对起始模板进行定量分析。根据加入荧光基团的不同，荧光定量 PCR 可以分为染料法和探针法两大类。染料法是指在 PCR 体系中加入能与 DNA 双链结合的荧光染料，这类染料在游离状态下呈现极其微弱的荧光，与双链 DNA 结合后会明显增强，荧光强度与体系内双链 DNA 含量成正比，故而可通过荧光强度变化来实现对样品中目标核酸序列的定量检测。探针法包括水解探针技术、双杂交探针技术和分子信标技术等，其中水解探针技术，即 TaqMan 探针法在临床检验中应用最为广泛。

TaqMan 探针是一个与目的片段序列互补的寡核苷酸链，在 5′ 端和 3′ 端分别标记有荧光报告基团 R（reporter group）和淬灭基团 Q（quencher group），当探针完整时，两者相距较近，报告基团的荧光能量会被相邻的淬灭基团吸收，导致荧光淬灭。PCR 反应时，在退火阶段 TaqMan 探针与其目的序列相结合，在延伸阶段当 *Taq* 酶沿模板 DNA 合成新的 DNA 链至 TaqMan 探针结合区域时，*Taq* 酶会将 TaqMan 探针水解成小片段，导致荧光报告基团与淬灭基团分离，从而产生荧光信号。每扩增一条目的片段，就会释放一个荧光分子，随 PCR 扩增荧光信号得以积累。利用荧光定量 PCR 仪，采集每个 PCR 扩增循环结束后荧光信号值，可实现扩增产物量的实时检测。

乙型肝炎病毒（hepatitis B virus，HBV）为不完全环状双链 DNA 病毒，基因组全长约 3.2kb，有 4 个主要的开放阅读框，分别称为 S 区、C 区、P 区、X 区。针对 HBV 基因组中的特定保守区域如 C 区设计可以特异性识别并结合到 HBV DNA 上的引物，用荧光 PCR 技术对 HBV 感染者血液内 HBV DNA 进行定性或定量检测，有助于乙型肝炎的诊断、治疗监测和预后评估。本实验主要介绍荧光定量 PCR 技术（TaqMan 探针法）进行临床血液样本中乙型肝炎病毒核酸（HBV DNA）定量检测。

【器材】

荧光定量 PCR 仪、生物安全柜、离心机、移液器、漩涡混匀器、磁力架、金属浴、1.5ml 离心管、吸头、PCR 反应管、PCR 板。

【试剂】

本实验使用某品牌商品化 HBV DNA 定量检测试剂盒，实验须使用的相关试剂如下。

1. 核酸提取试剂 见表 2-10（以异硫氰酸胍法进行核酸提取为例）。

表 2-10　核酸提取试剂

产品组成	主要成分
抽提 A 液	异硫氰酸胍盐
抽提 B 液	异丙醇
抽提 C 液	无水乙醇
样本稀释液	纯化水

2. 扩增试剂 见表 2-11。其中：HBV 引物是指针对 HBV 基因组保守序列设计的上下游扩增引物；HBV 探针为本实验中的 TaqMan 荧光探针；内标引物和探针是用于内标序列扩增（通常是一个与目标序列无关的 DNA 片段，在 PCR 反应中与目标 DNA 同时扩增，其作用是提供一个对照确保 PCR 反应的准确性和可靠性）。

表 2-11　HBV DNA 扩增试剂组成

产品组成	主要成分
HBV PCR 反应液	HBV 引物和探针 内标引物和探针 $MgCl_2$ dNTP
酶	热启动 *Taq* 酶 UNG 酶

3. 对照及标准品 见表 2-12。

表 2-12　实验所用对照及标准品

产品组成	浓度
阴性质控品	0U/ml
HBV 强阳性质控品	5.0×10^7U/ml
HBV 临界阳性质控品	5.0×10^3U/ml
HBV 定量参考品 1	5.0×10^6U/ml
HBV 定量参考品 2	5.0×10^5U/ml
HBV 定量参考品 3	5.0×10^4U/ml
HBV 定量参考品 4	5.0×10^3U/ml
内标	

【操作步骤】

1. 样本采集 采集被检者静脉血 2ml，3 000×g 离心 5 分钟，吸取血清或血浆至洁净离心管中。

2. 核酸提取

（1）准备好 1.5ml 离心管，做好标记，将样本、阴阳性对照、定量标准品与样本同步提取。

（2）吸取 200μl 抽提 A 液到离心管中，加入 200μl 样本和 4μl 内标溶液，上下颠倒 10 次混匀，室温静置 3 分钟。

（3）加入 200μl 抽提 B 液，上下颠倒 10 次混匀，13 000×g 离心 10 分钟，吸尽上清。

（4）加入 200μl 抽提 C 液，上下颠倒 10 次混匀，13 000×g 离心 5 分钟，吸尽上清，室温或 55℃放置 3 分钟晾干。

（5）加入 25μl 样本稀释液溶解核酸，涡旋振荡混匀，短暂离心使液体落于管底部。如有部分沉淀不溶属正常现象，检测前 12 000×g 离心 2 分钟。提取后的核酸如不立即使用，请于 −20℃保存。

3. 配制 PCR 反应液

（1）取出 HBV 反应液，室温融化后振荡混匀，瞬时离心数秒后使用。

（2）将试剂盒中所有试剂取出作瞬时离心后，在每个 PCR 管中加入 HBV PCR 反应液 27μl、酶 3μl，充分混匀。2 000×g 离心 10 秒，移至标本处理区。

如果一次实验检测 N 份样本，可以在一个无菌离心管中预先配制（$N+8$）份反应液（$N=$ 被检样本份数，8 = 标准品 4 份，包括阴性对照、临界阳性对照和强阳性对照各 1 份，另 1 份用于补足分装所致体积误差），混匀。2 000×g 离心 10 秒。

4. 加样 在所设定的 N 个反应管中分别加入步骤 2 中所处理的样本、阴性对照、阳性对照上清液以及工作标准品各 20μl，盖紧 PCR 反应管，置于定量 PCR 仪上。盖紧管盖，8 000×g 离心数秒后转移至扩增检测区。

5. PCR 扩增

（1）打开 PCR 运行软件，设置扩增程序：50℃孵育 2 分钟；95℃变性 1 分钟后进入 PCR 循环，即 94℃变性 15 秒、55℃退火 45 秒，共进行 40 个循环反应，设置每循环后采集荧光信号。目的片段通道为 FAM 通道，内标通道为 VIC 通道。

（2）按样本对应顺序设置阴性质控、阳性质控以及未知样本、阳性定量参考品，运行 PCR 反应。

6. 结果分析（图 2-3）

（1）设置阈值（threshold value）：大多软件提供自动阈值设定功能（图 2-3A），一般设置为 PCR 3～15 个循环荧光信号标准差的 10 倍。实验者也可以进行手工设定，通常选择在基线上方且在扩增曲线进入指数增长阶段处。

（2）建立标准曲线：依次录入标准品定量值，软件将自动以定量标准品的对数值为横坐标，以其实际测得的 Ct 值为纵坐标绘制标准曲线，标准曲线相关系数应 ≥0.980（图 2-3B）。

（3）质控分析

1）阴性质控品：FAM 检测通路应无扩增曲线，ROX 检测通路有明显扩增曲线（内标基因）。

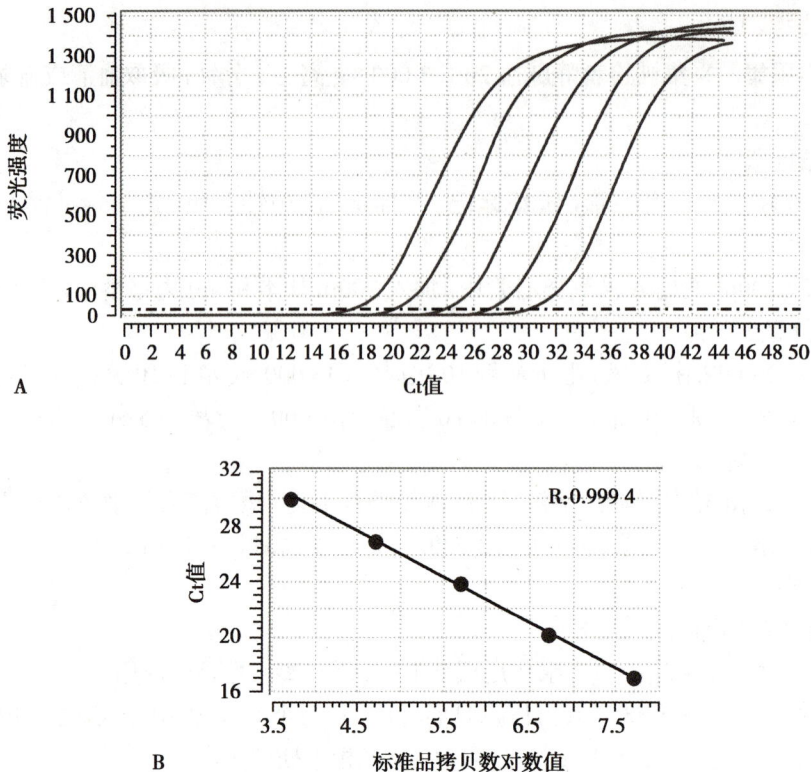

图 2-3　荧光定量 PCR 反应标准曲线

注：A. 标准品扩增曲线；B. 标准曲线。

2）阳性质控品：FAM 检测通路扩增曲线有明显对数增长期，呈典型 S 形扩增曲线，且阳性质控品拷贝数对数值应在靶值 ±0.4 范围内。

（4）测定样本结果分析

1）选择内标通道（ROX 通道），每个样本内标均应有明显扩增曲线，如个别样本内标无扩增，提示样本提取或加样环节出现误差，应将原样本重新抽提并重新进行检测。

2）根据性能验证结果，本系统检测 HBV DNA 检测线性区间为 $1 \times 10^2 \sim 5 \times 10^8$ U/ml，当待测样本内标 Ct≤35 时，检测样本定量值 $< 1 \times 10^2$ U/ml，结果报告为低于检测下限；如果检测结果在线性范围之内，可直接报告相应检测值；如果检测样本定量值 $> 5 \times 10^8$ U/ml，判断为阳性，报告为 $> 5 \times 10^8$ U/ml。

【结果讨论】

每次检测均应有阴性质控、阳性质控与待测样本同步进行提取、加样和 PCR 扩增，用于监控试验各环节的完成情况。在分析待测样本结果前，应先分析阴性和阳性质控品结果。如阴性质控品测定为阳性结果，记为失控，则本批次测定样本的阳性结果暂不可发，应具体分析并及时明确原因后重新做所有阳性标本；阴性结果根据阳性质控样本的结果决定是否发出。出现阴性质控失控的原因可能有扩增产物污染、样本交叉污染、试剂污染、阳性质控品污染等。

如阳性质控品失控出现假阴性或结果偏移靶值超过质控规则，所有标本报告暂不发出，考虑试剂及保存条件问题、仪器问题，以及核酸提取过程中可能出现的随机误差，明确原因并纠正后,随机挑选出一定比例(如5%)的患者标本进行重新测定,最后根据先后测定结果是否可接受,决定报告是否发出。

【注意事项】

1. 反应混合液应充分复融,平衡至室温后再取用,以保证取液量的准确性。*Taq* DNA聚合酶与UNG酶应在用前从冰箱中取出,以保证酶的活性不降低。在配制扩增反应混合液时,应计算包括质控、标准曲线、待测样本等在内的总反应液需要量,一次配好混匀再等量分装至各反应管,以保证体系的均一性。

2. 实验操作应严格按照PCR实验的有关规定进行,实验操作的各阶段应使用专用的仪器设备,扩增检测区的物品及PCR产物严禁进入试剂准备区和样本处理区,以免造成污染。

3. 在标本处理过程中,所有涉及去上清步骤应尽量吸去上清液,同时避免将沉淀吸掉,以免影响检测的准确性。

4. 所有临床样本应视为潜在的传染源,操作和处理均须遵守预防和生物安全措施处理的行业标准,穿戴必要的防护用品。实验结束后必须对工作台面及各物品使用10%次氯酸钠、75%乙醇或紫外线灯交替处理,以作彻底清洁和消毒。

【意义】

荧光定量PCR是临床实验室最常用的乙型肝炎病毒DNA检测方法,乙型肝炎病毒DNA定量检测在乙型肝炎的诊断、治疗监测和预后评估中具有重要的临床意义。通过荧光定量PCR能够准确测定血液中乙型肝炎病毒DNA的拷贝数,从而评估病毒复制的活跃程度。这对于判断乙型肝炎患者的传染性和疾病进展具有重要意义。通过监测抗病毒治疗前后HBV DNA拷贝数的变化,可以评估治疗效果,指导临床调整治疗方案。例如,如果治疗后HBV DNA水平显著下降,说明治疗有效;如果HBV DNA水平没有明显变化或上升,则可能需要更换或调整治疗方案。另外,对于乙型肝炎病毒表面抗原(HBsAg)阳性母亲的新生儿,荧光定量PCR可以用于新生儿筛查,利于早期检测HBV DNA,以便及时进行免疫预防和治疗。

【思考题】

1. 荧光定量PCR反应体系中UNG酶的作用是什么?

2. 荧光定量PCR反应体系中内标的作用是什么?内源性内标和外源性内标有什么区别?

(蔡 贞)

第三节 核酸分子杂交及芯片技术

核酸分子杂交是在DNA变性和复性的基础上建立起来的一种分子生物学技术。只要两条单链核酸分子具有同源序列,在合适的温度和离子强度下,通过碱基互补原则可以形成双链杂交二聚体。利用核酸分子杂交的特性,结合印迹技术和探针技术,可对特定DNA或RNA序列进行定性或定量检测。核酸分子杂交根据其反应环境的不同可分为固相杂交和液相杂交两类,其中固相杂交应用较多。常用的固相杂交包括Southern印迹杂交、

Northern 印迹杂交、菌落杂交、组织或细胞原位杂交等。

芯片技术是以生物大分子间特异性结合为基础的大规模、高通量的新技术，该技术集合了微加工技术和微电子技术，将待测生物大分子集成于芯片的表面，排列成高密度的微矩阵，在芯片上进行特异检测。根据待测生物大分子不同，常用的生物芯片主要分为基因芯片和蛋白质芯片。

实验八　DNA 分子杂交

【目的】

掌握 DNA 分子杂交技术的基本原理；熟悉 DNA 分子杂交技术的操作流程和注意事项。

【原理】

DNA 分子杂交又称 Southern 印迹杂交，是一种膜上检测 DNA 的杂交技术。本实验以 Southern 印迹杂交检测 pBR322 质粒的酶切片段为例。待测 DNA 样品用适当的限制性内切酶消化，经琼脂糖凝胶电泳分离，采用碱变性法使 DNA 在凝胶中变性，利用毛细管转移法将变性的单链 DNA 片段转移至固相支持物硝酸纤维素膜或尼龙膜上，与地高辛标记的 pBR322 质粒 DNA 探针进行杂交，检测杂交信号，确定特定序列 DNA 片段的位置和大小。

【器材】

水平电泳槽、稳压稳流电泳仪、紫外透射仪、恒温水浴箱、水浴锅、杂交袋、转移槽、保鲜膜、吸水纸、Whatman 3MM 色谱层析纸、硝酸纤维素膜或尼龙膜、微量移液器、玻璃板、纸巾、塑料或玻璃平台、玻璃棒、X 线片、增感屏、平皿若干。

【试剂】

1. 质粒 pBR322　5μg。
2. 限制性内切核酸酶 *Eco*R Ⅰ　10U/μl。
3. 限制性内切核酸酶 *Pvu* Ⅰ　10U/μl。
4. 琼脂糖凝胶电泳试剂　参照"实验四　核酸的鉴定与分析"。
5. 变性液　1.5mol/L NaCl，0.5mol/L NaOH。将 87.8g NaCl 与 20g NaOH 溶于 900ml 蒸馏水中，定容到 1L。
6. 中和液　1.0mol/L Tris-Cl（pH 7.4），1.5mol/L NaCl。将 87.8g NaCl 溶于 500ml 1mol/L Tris-Cl 中，加蒸馏水定容到 1L。
7. 转移液　为 20× 枸橼酸钠（saline sodium citrate，SSC）缓冲液：3mol/L NaCl，0.3mol/L 枸橼酸钠。称取 175.3g NaCl 和 88.2g 枸橼酸钠溶于 800ml 蒸馏水中，用 10mol/L NaOH 溶液调节 pH 至 7.0，加蒸馏水定容至 1L，分装后高压灭菌。用 20×SSC 原液配制成 6×SSC、2×SSC 和 0.2×SSC。
8. 10%（m/v）SDS　称取 100g 电泳级 SDS 溶于 900ml 蒸馏水中，加热至 68℃助溶，加入浓盐酸调节 pH 至 7.2，加蒸馏水定容至 1L，分装后高压灭菌。
9. 0.1%（m/v）SDS　将 10% SDS 1ml 加蒸馏水定容至 100ml。
10. 10mg/ml 变性鲑鱼精 DNA　称取 10mg 鲑鱼精 DNA，溶于 1ml 蒸馏水中，室温磁力搅拌 2～4 小时助溶。调节 NaCl 的浓度至 0.1mol/L，并用酚和酚/三氯甲烷各抽提一次，回收水相，用 6 号注射器针头快速抽吸以剪切 DNA。加入 2 倍体积用冰预冷的乙醇沉淀 DNA。离心回收 DNA 并重溶于水，配制成 10mg/ml 的浓度，测定溶液的 OD_{260} 值并计算出精确的 DNA 浓度，然后置沸水中 10 分钟，迅速冷却，置 −20℃保存。临用前再置沸水浴中加热 5 分钟后，迅速置冰浴中冷却。

11. 50×Denhardt 液　称取 5g 聚蔗糖（Ficoll 400）、5g 聚乙烯吡咯烷酮和 5g 牛血清白蛋白，溶于 400ml 蒸馏水中，加蒸馏水定容至 500ml。

12. 地高辛标记的 pBR322 探针

13. 预杂交液　将 30ml 20×SSC、2ml 50×Denhardt 液、5ml 10% SDS、50ml 去离子甲酰胺和 1ml 100μg/ml 经变性并断裂的鲑鱼精 DNA 混匀，加蒸馏水定容到 100ml。

14. 杂交液　含 6×SSC、0.5% SDS、100μg/ml 变性的鲑鱼精 DNA、50% 甲酰胺（可不用）、10%（m/v）硫酸葡聚糖。

15. 封闭液　含 5% SDS、17mmol/L Na_2HPO_4、80mmol/L NaH_2PO_4。500ml 10%SDS、10ml 170mmol/L Na_2HPO_4 与 10ml 80mmol/L NaH_2PO_4 混匀，加蒸馏水定容至 1L。室温保存，如果需要，用 0.45μm 滤膜过滤除菌。

16. 免疫显色试剂

（1）碱性磷酸酶标记的抗地高辛 - 链霉亲和素复合物 750U/μl。

（2）Tris 缓冲盐溶液（TBS）：在 800ml 蒸馏水中溶解 8g NaCl、0.2g KCl 和 3g Tris 碱，加入 0.015g 酚并用 HCl 调节 pH 至 7.4，用蒸馏水定容至 1L，分装后在 15lbf/in²（1.034×10⁵Pa）高压下蒸汽灭菌 20 分钟，于室温保存。

（3）发色底物显色液（临用前配制）：将 33μl NBT 储存液与 5ml 碱性磷酸酶缓冲液混匀，加入 17μl BCIP 储存液混匀，室温下 1 小时稳定。

1）NBT（氯化硝基四氮唑蓝）储存液：称取 100mg NBT 溶于 2ml 70% DMF（二甲基甲酰胺）中，4℃保存。

2）BCIP（5- 溴 -4- 氯 -3- 吲哚磷酸二钠盐）储存液：称取 100mg BCIP 溶于 2ml 100% DMF（二甲基甲酰胺）中，4℃保存。

3）碱性磷酸酶缓冲液：0.1mol/L Tris-Cl（pH 7.5），0.1mol/L NaCl，2mmol/L $MgCl_2$。称取 12.2g Tris 碱溶于 800ml 0.1% DEPC 水中，然后加入 66.7ml 0.1mol/L NaCl 溶液，2ml 1mol/L $MgCl_2$ 溶液，混匀，加入浓 HCl 调节 pH 至 7.5，用蒸馏水定容至 1L，分装后高压灭菌。

4）1mol/L $MgCl_2$ 溶液：在 800ml 0.1% DEPC 水中溶解 203.4g $MgCl_2 \cdot 6H_2O$，用蒸馏水定容至 1L，分装后高压灭菌。

【操作步骤】

1. 样品 DNA 的酶切　用适当的限制性核酸内切酶消化待测 DNA 样品，然后加热灭活限制酶。

以质粒 pBR322 的双酶切为例。在 1.5ml 微量离心管中加入以下各成分：质粒 pBR322 1μg，$EcoR$ I 1μl，Pvu I 1μl，10×$EcoR$ I 酶切反应缓冲液 3μl，BSA（1μg/μl）3μl，用灭菌双蒸馏水将总反应体积补充至 30μl，充分混匀后 37℃水浴 1 小时，然后加热到 65℃ 5 分钟，以终止反应。

2. 琼脂糖凝胶电泳分离 DNA 片段　取 5μl 酶切产物，以合适 DNA 分子量标准为对照，在 0.8%～1.25% 琼脂糖凝胶中电泳 20 分钟，分离酶切产物。如果出现 3 373bp 和 626bp

的两条带,说明酶切成功。

3. 原位变性凝胶中的 DNA 将凝胶转移到一平盘中,切去凝胶一角,以标记方向。将凝胶完全浸泡于适量变性液中,室温放置 45 分钟,其间不间断轻轻摇动使 DNA 变性。用蒸馏水漂洗凝胶,然后将其浸泡于适量中和液中,室温放置 30 分钟,其间不断轻轻摇动。更换新鲜中和液后继续中和 15 分钟。

4. 变性 DNA 转膜 采用毛细管转移法。

(1)剪一张与凝胶等大的硝酸纤维素膜或尼龙膜作为转印膜,剪去一角,用蒸馏水完全润湿后,用滤纸吸走薄膜上的水分,然后放入 20×SSC 溶液中浸泡至少 5 分钟。

(2)取一个长方形大平皿,在平皿中加入适量 20×SSC 溶液,将塑料或玻璃支持平台放入平皿中。

(3)剪一张 Whatman 3MM 色谱层析纸,其宽度和平台相同,长度需可以跨过平台延伸至平皿中的溶液。

(4)将被 20×SSC 溶液湿润的滤纸平放到平台上,用移液管或玻璃棒在滤纸上滚动以除去滤纸和平台之间的气泡,并确保滤纸的终端浸入平皿中的 20×SSC 溶液。

(5)从中和液中取出凝胶,沥去凝胶上的液体,放到滤纸中央,注意两者之间不要产生气泡。用保鲜膜覆盖住凝胶四周,以确保滤纸不会和将要放到凝胶上的吸水纸直接接触。

(6)用适量 20×SSC 溶液将凝胶湿润。将浸泡好的硝酸纤维素膜或尼龙膜小心覆盖于凝胶上,并使两者切角重叠。

(7)将两张预先用 20×SSC 溶液浸湿与硝酸纤维素膜或尼龙膜大小相同的 Whatman 3MM 色谱层析纸覆盖于膜上,避免气泡产生。

(8)裁一叠与转移膜大小相同的吸水纸(5~8cm 厚),覆盖于滤纸上,在吸水纸上压一玻璃板,其上放置一重物(约 500g)。转移液在吸水纸的虹吸作用下,带动 DNA 从凝胶中转移至硝酸纤维素膜或尼龙膜上。

(9)静置 10~24 小时使其充分转移,其间更换吸水纸 3~4 次后,移走吸水纸和滤纸,将凝胶和薄膜置于一张干燥的滤纸上,并且标明点样孔的位置。

5. 变性 DNA 在膜上的固定 剥离凝胶,将膜浸泡于 6×SSC 溶液中 5 分钟。取出膜并用滤纸吸干膜表面的转移液,在室温下干燥 30 分钟,然后将其夹在两层干燥的滤纸中置于真空 80℃ 2 小时。如使用普通烤箱,应在 70~75℃烘烤 2 小时使 DNA 固定于膜上。

6. 预杂交 将结合了 DNA 的硝酸纤维素膜或尼龙膜浸泡于 6×SSC 溶液中 2~5 分钟,使其充分湿润。将膜放在杂交袋中,按 200μl/cm² 膜加入预杂交液,排出袋中空气后密封袋口,浸入恒温水浴箱中保温。预杂交液没加甲酰胺时,68℃保温 1~2 小时;加甲酰胺时,42℃保温 2~3 小时(尼龙膜杂交时间减少至 15 分钟)。保温过程中应不时地将杂交袋摇动几次。

7. 杂交 将地高辛标记的 pBR322 探针于 100℃加热 10 分钟,然后迅速置于冰浴中冷却备用。取出杂交袋,将预杂交液倒掉,按 80μl/cm² 膜加入杂交液和变性的探针,排出空气,密封袋口。42℃或 68℃保温 12~16 小时或过夜,需不间断轻轻摇动。

8. 洗膜 倒出杂交液,按以下程序依次洗膜:①用等体积的 2×SSC 和 0.1% SDS 溶液,室温振荡漂洗 2 次,每次 5 分钟;②等体积的 0.2×SSC 和 0.1% SDS 溶液,50℃振荡漂洗 2 次,每次 15 分钟;③室温下用 2×SSC 溶液漂洗滤膜,用滤纸吸取残留液体。

9. 检测

（1）封闭：将杂交漂洗后的膜放入 50ml 封闭液中，37℃振摇封闭 30 分钟（尼龙膜需要 2 小时）。

（2）加入抗体：用封闭液稀释碱性磷酸酶标记的抗地高辛 - 链霉亲和素复合物至 150mU/ml（1∶5 000），将膜置于其中，37℃缓慢摇动孵育 30 分钟。

（3）洗膜：用 TBS 缓冲液在室温下洗膜 3 次，每次 15 分钟。

（4）显色：将膜放入发色底物显色液中，避光显色 10～30 分钟，观察结果。

（5）终止反应并保存结果：获得所需条带的显色强度后，用 50ml 蒸馏水洗膜 5 分钟，终止反应。晾干后拍照记录结果。

【结果讨论】

1. 转膜前用紫外线灯观察琼脂糖凝胶中条带的数目和大小。

2. 以结果 1 作为对照，判断膜上条带数目和大小。

pBR322 的质粒大小为 4 362bp，经 *Eco*R I 和 *Pvu* I 酶切后会出现两条 DNA 片段，分别为 3 373bp 与 626bp。pBR322 的探针可以分别与这两条 DNA 片段杂交，经显色后应出现 2 条带，分别在 3 373bp 与 626bp 的位置。

【注意事项】

1. 戴手套操作，严禁用手接触凝胶和转印膜。操作中防止转印膜干燥。

2. 滤纸、硝酸纤维素膜或尼龙膜使用前均需用 20×SSC 充分浸润。

3. 转膜时滤纸与支持平台之间、滤纸与凝胶之间、凝胶与固相膜之间均不能产生气泡。滤纸和吸水纸不能直接接触，否则转移液会直接流向吸水纸而不经过凝胶，使 DNA 转移效率降低。

4. 转膜时硝酸纤维素膜或尼龙膜一旦与凝胶接触后不能再移动。

【意义】

1. **DNA 分子杂交可用于特定基因的检测**　通过设计与目标基因互补的 DNA 探针，可以在待测样品中检测目标基因的存在与否，从而实现基因的检测。

2. **基因组和染色体结构研究**　DNA 分子杂交可用于研究基因组和染色体的结构与功能，可确定基因组和染色体上特定基因的位置和数量，有助于理解基因组的组成和调控机制。

3. **病原体检测和疾病诊断**　通过设计与病原体基因序列互补的 DNA 探针，可以在临床样品中检测病原体存在与否。

【思考题】

1. 简述 DNA 分子杂交的基本原理。

2. 简述 DNA 分子杂交的基本步骤。

（石玉荣）

实验九　RNA 分子杂交

【目的】

掌握 RNA 分子杂交的基本原理；熟悉 RNA 分子杂交的操作流程及注意事项；了解

RNA 分子杂交的临床应用。

【原理】

RNA 分子杂交是指将待测 RNA（主要是 mRNA）从凝胶转印到固体支持物上，与核素或非核素标记的 DNA 探针进行杂交的印迹技术。本实验以 RNA 分子杂交检测 *GAPDH* 为例。提取样品 RNA（细胞总 RNA 或 mRNA），通过甲醛或乙二醛或甲基氢氧化汞变性后，经标准琼脂糖凝胶电泳分离，用毛细管转移法将待测 RNA 片段转移至尼龙膜上，与地高辛标记的 *GAPDH* 特异探针进行杂交，杂交后通过酶联免疫与抗地高辛抗体 - 碱性磷酸酶抗体复合物结合，经 BCIP/NBT 显色法检测杂交信号，进而对待测 RNA 样品进行定性、定量分析。

【器材】

水平电泳槽、稳压稳流电泳仪、紫外透射仪、恒温水浴箱、杂交炉或水浴锅、转移槽、保鲜膜、吸水纸、Whatman 3MM 色谱层析纸、尼龙膜、微量加样器、玻璃板、纸巾、塑料或玻璃平台、平皿若干、杂交管或可热封口的塑料袋、加热封口机。

【试剂】

1. TRIzol 试剂　用于 RNA 样品的制备。

2. 0.1%DEPC 水。

3. 37% 甲醛溶液。

4. 10 × MOPS 电泳缓冲液　3-（N- 吗啉）丙磺酸缓冲液。0.4mol/L MOPS，pH 7.0，0.5mol/L NaAc，0.01mol/L EDTA，pH 8.0，避光保存，如变黄则丢弃。4℃保存可达 3 个月。

称取 83.7g MOPS、68g NaAc·3H$_2$O 和 3.7g EDTA-Na$_2$·2H$_2$O 溶于 700ml 0.1% DEPC 水中，10mol/L NaOH 试剂调节 pH 至 7.4，加 0.1% DEPC 水定容至 1L。用 0.45μm 滤膜过滤除去杂质，室温避光保存。

5. 去离子甲酰胺（deionized formamide，DF）　将 10g 混合床离子交换树脂加入 100ml 甲酰胺中，电磁搅拌 30 分钟，用 Whatman 1 号滤纸过滤。

6. 10 × 甲醛凝胶电泳上样缓冲液（0.1% DEPC 水配制）　0.25%（m/v）溴酚蓝溶液，0.25%（m/v）二甲苯青，50%（v/v）甘油溶液，1mmol/L EDTA（pH 8.0），分装 4℃保存。

7. 电泳相关试剂　参照"实验四　核酸的鉴定与分析"。

8. 10% 乙醇。

9. 0.5mol/L Tris-Cl（pH 7.4）。

10. 地高辛标记 *GAPDH* 基因探针。

11. 免疫显色试剂　参照"实验八　DNA 分子杂交"。

【操作步骤】

1. RNA 样品的制备及鉴定　参照"实验二　RNA 的分离与纯化"。

2. RNA 样品变性处理　取 RNA 样品液 5.5μl（含总 RNA 15μg），加入 10× MOPS 电泳缓冲液 2.5μl，37% 甲醛溶液 4.5μl，甲酰胺 12.5μl，振荡混匀，并在离心机中短暂离心 5～10 秒后，55℃温育 15 分钟，冰浴冷却 5 分钟，离心 5 秒，加 10× 甲醛上样缓冲液 5μl，混匀，短暂离心后待用。

3. 制备 1% 琼脂糖变性胶（含甲醛 2.2mol/L）　将制胶板、挡板、梳子、缓冲液容器均浸泡于 100ml 含 0.1% DEPC 和 10% 乙醇的溶液中 30 分钟，然后无菌水清洗 3 次。用 72ml 0.1% DEPC 水加热融化 1g 琼脂糖，冷却至 60℃时，加入 10×MOPS 电泳缓冲液 10ml 和 37% 甲醛溶液 18ml，混匀后将胶倒入胶板，使其静置冷却凝固 10~15 分钟，缓慢拔出梳子。

4. RNA 电泳

（1）将凝胶放入电泳槽中，加入 1×MOPS 电泳缓冲液至能淹没凝胶面 1mm 左右。在点样孔中依次加入足量的 RNA 样品和相对分子质量标准物，采用 5V/cm 的电压进行电泳，根据溴酚蓝染料迁移的位置判断是否终止电泳，一般染料泳动到凝胶中部或 2/3 处为止。

（2）准备 Super GelBlue 染色液：按厂家提供的使用说明调配染液。

（3）电泳结束后取出凝胶，将凝胶完全浸泡在 Super GelBlue 染色液中，染色 15~30 分钟。取出凝胶，放入无染色液的缓冲液中洗脱，去除多余的染料。在凝胶成像中使 RNA 显影。

5. 转膜与固定

（1）非染色部分凝胶的处理：在转膜前去除凝胶中的甲醛。按照下列步骤处理：将凝胶置于 10 倍胶体积的 0.05mol/L NaOH/1.5mol/L NaCl 中浸泡 30 分钟；然后在 10 倍胶体积的 0.5mol/L Tris-Cl（pH 7.4）/1.5mol/L NaCl 缓冲液中和 20 分钟；最后在 10 倍胶体积的 20×SSC 中浸泡 45 分钟，以去除凝胶中的甲醛。

（2）Northern 转印：其方法与 Southern 印迹方法相同，具体操作参照"实验八 DNA 分子杂交"。

（3）RNA 在膜上固定：在膜上标记点样孔的位置，用 2×SSC 洗膜 2 次，然后放在一张 Whatman 3MM 色谱层析纸上，让膜完全干燥；再将膜夹在两张滤纸中，80℃真空烤膜 2 小时，使 RNA 固定在尼龙膜上。

6. 预杂交

用 6×SSC 润湿转印膜后，将膜放入杂交管或可热密封的塑料袋中，带 RNA 的面朝上。加入甲酰胺预杂交液，应覆盖整张膜，一般每 $10cm^2$ 膜加入至少 1ml 预杂交液，排出袋中空气，密封袋口，42℃保温 15 分钟。

7. 杂交

地高辛标记的 GAPDH 探针预先在沸水中热变性 10 分钟后，迅速移至冰浴中冷却，然后用甲酰胺预杂交液稀释探针（5~25ng/ml）。取出杂交袋，将预杂交液倒掉，按 $80μl/cm^2$ 膜加入杂交液，将稀释好的探针倒入杂交袋中，排出空气，密封袋口，42℃或 68℃保温 12~16 小时或过夜，其间须不间断轻轻摇动。

8. 洗膜

倒出杂交液，按以下程序依次洗膜：

（1）用等体积的 2×SSC 和 0.1% SDS 溶液，室温振荡漂洗 2 次，每次 5 分钟。

（2）用等体积的 0.2×SSC 和 0.1% SDS 溶液，42℃振荡漂洗 2 次，每次 15 分钟。

（3）室温下用 2×SSC 溶液漂洗滤膜，用滤纸吸取残留液体。

9. 免疫检测

参照"实验八 DNA 分子杂交"。

【结果讨论】

GAPDH 基因是组织和细胞中的管家基因，其在一个生物体的几乎所有细胞中持续表达，故常以此基因的表达及其水平作为研究组织和细胞中其他靶基因表达水平的内参对照。

1. 将杂交的条带在电泳中的迁移位置与分子量标准进行比对，可判断细胞中特定基因转录产物的大小。

2. 比较杂交信号的强弱，判断该基因表达的强弱即 mRNA 丰度的高低。

【注意事项】

1. 由于 RNA 非常不稳定，极易降解，因此在杂交过程中要尽量避免 RNA 酶的污染，营造无 RNA 酶的环境。

2. 甲醛具有很强的挥发性和毒性，皮肤接触和吸入甲醛蒸气对身体有害，故所有涉及甲醛的操作应在通风橱内小心进行。

3. 电泳分离 RNA 时，一般 RNA 点样量 $10\sim30\mu g$。如果待测 mRNA 为低丰度，则需将点样量增大 1 倍。

【意义】

1. **基因表达水平的检测** RNA 分子杂交可定量分析生物体中基因表达水平，识别不同细胞类型之间的基因表达差异和特征。

2. **肿瘤研究** RNA 分子杂交可用于确定肿瘤中特定基因的表达情况，便于医生更好地了解肿瘤的类型，采用适当的治疗方式并进行结果监测。

3. **病原体检测** 用于 RNA 病毒的检测，如丙型肝炎病毒检测。

【思考题】

1. 简述 RNA 分子杂交的基本原理。
2. RNA 分子杂交与 DNA 分子杂交原理及操作有哪些不同？

（石玉荣）

实验十 荧光原位杂交

【目的】

掌握荧光原位杂交的基本原理；熟悉荧光原位杂交操作步骤及注意事项；了解荧光原位杂交的临床应用。

【原理】

荧光原位杂交（fluorescence in situ hybridization，FISH）技术是利用荧光基团标记特异性的 DNA 探针，与待测样本进行原位杂交，通过检测荧光信号，对特异 DNA 或 RNA 序列进行定位、定性和相对定量的检测分析。该方法具有检测安全、操作快速简便、空间分辨率高、结果准确直观和可对同一样本进行多次检测的特点。

【器材】

恒温水浴锅、培养箱、染色缸、载玻片、普通显微镜、荧光显微镜、数字显微照相机、盖玻片、封口膜、200μl 移液器、20μl 移液器、暗盒。

【试剂】

1. **缺口平移法标记试剂盒** 含 $10\times$ dNTP 混合物、$10\times$ 酶混合物等。
2. DNA 模板。
3. 0.5mol/L EDTA。
4. **$20\times$ SSC** 3mol/L NaCl，0.3mol/L 枸橼酸钠，调节 pH 至 7.0。
5. **70% 甲酰胺 /$2\times$ SSC** 甲酰胺 35ml，$20\times$ SSC 5ml，水 10ml。

6. **50% 甲酰胺 /2×SSC** 甲酰胺 100ml，20×SSC 20ml，水 80ml。

7. **50% 硫酸葡聚糖（dextran sulfate，DS）** 65℃水浴中融化，4℃或 −20℃保存。

8. **杂交液** 50% DS 40µl，20×SSC 20µl，蒸馏水 40µl 混合。取上述混合液 50µl，与 5µl DF 混合即成。其终浓度为 50% DF、10% DS、2×SSC。

9. **变性液** 20×SSC 4ml，蒸馏水 8ml，甲酰胺 28ml。其终浓度为 70% DF、2×SSC，每次新鲜配制。

10. **封闭液Ⅰ** 5% 牛血清白蛋白（bovine serum albumin，BSA）3ml，20×SSC 1ml，蒸馏水 1ml，Tween-20 5µl 混合。

11. **封闭液Ⅱ** 5% BSA 3ml，20×SSC 1ml，山羊血清 250µl，蒸馏水 750µl，Tween-20 5µl 混合。

12. **PI/antifade（抗褪色）溶液**

（1）PI 原液：先以双蒸馏水配制溶液，浓度为 100µg/ml，取出 1ml，加 39ml 蒸馏水，使终浓度为 2.5µg/ml。

（2）antifade 原液：以 PBS 缓冲液配制该溶液，使其浓度为 10mg/ml，用 0.5mmol/L NaHCO$_3$ 调 pH 为 8.0。取上述溶液 1ml，加甘油 9ml，混匀。

（3）PI/antifade 溶液：PI 与 antifade 原液按体积比 1∶9 充分混匀，−20℃保存备用。

13. **DAPI/antifade 溶液** 用蒸馏水配制 1mg/ml DAPI 储存液，按体积比 1∶300，用 antifade 溶液稀释成工作液。

14. **荧光检测试剂稀释液** 5% BSA 1ml，20×SSC 1ml，蒸馏水 3ml，Tween-20 5µl 混合。

15. **溴脱氧尿苷（BrdU）。**

16. **洗脱液（4×SSC/0.05% Tween-20）** 100ml 20×SSC 加水至 500ml，加 Tween-20 500µl 混合。

【操作步骤】

1. 外周血染色体玻片标本制备

（1）外周血淋巴细胞常规培养 66 小时左右，加入 BrdU 至终浓度为 12.5µg/ml，继续培养 3.5 小时，加秋水仙碱至终浓度 0.2µg/ml，再培养 2.5 小时左右，收集细胞。

（2）在 10ml 离心管中加 5ml 细胞，2 000×g（R=8cm）离心 10 分钟。

（3）弃上清液，加 0.075mol/L KCl 8ml，混匀，37℃孵育 30 分钟。

（4）加 1ml 新制备的固定液（甲醇 - 冰乙酸 =3∶1），混匀，2 000×g（R=8cm）离心 10 分钟。

（5）弃上清液，加 8ml 固定液，混匀，37℃静置 15 分钟，2 000×g（R=8cm）离心 10 分钟。

（6）重复（4）。

（7）弃上清液，加适量固定液，制成细胞悬液，取 7µl 滴片，稍干。

（8）将玻片依次放入 70%、90%、100% 乙醇中各 3 分钟，保存于 −70℃。

2. 缺口平移法生物素标记探针 按试剂盒操作说明书进行。

总反应体积 50µl，DNA 1µg，10×dNTP 混合物 5µl，10×酶混合物 5µl。将上述混合液于 16℃作用 1 小时。

用 8.0g/L 琼脂糖 /TBE 缓冲液凝胶电泳检测标记产物。以 DNA 片段长 300～500bp 为宜。用乙醇沉淀的方法将探针与非掺入的核苷酸分开。

3. 探针的纯化

（1）加 0.5mol/L EDTA（pH 8.0）1μl，65℃加热 10 分钟，终止反应。

（2）加 7.5mol/L NH₄Ac 10μl，300 倍模板 DNA 量的胎盘 DNA，加 2 倍体积无水乙醇，−70℃沉淀 30 分钟。

（3）4℃ 20 000×g 离心，去上清液。

（4）加 70% 乙醇 60μl，4℃ 20 000×g 离心 5 分钟，吸去上清液。

（5）加杂交液（10% 硫酸葡聚糖，50% 甲酰胺，50mmol/L PBS，2×SSC）30μl 溶解。

4. 探针及标本的变性

（1）探针变性：将探针在 75℃恒温水浴中温育 5 分钟，立即置 0℃ 5～10 分钟，使双链 DNA 探针变性。

（2）标本变性：将制备好的染色体玻片标本于 50℃培养箱中烤片 2～3 小时。经 Giemsa 染色的标本需预先在固定液中褪色后再烤片。取出玻片标本，将其浸在 70～75℃的 70% 甲酰胺 /2×SSC 变性液中变性 2～3 分钟。立即按顺序将标本经 70%、90% 和 100% 冰乙醇系列脱水，每次 5 分钟，然后空气干燥。

5. 杂交
将已变性或预退火的 DNA 探针 10μl 滴于已变性并脱水的玻片标本上，盖上 18×18 盖玻片，用 Parafilm 封口膜封片，置于潮湿暗盒中，37℃杂交过夜（15～17 小时）。

6. 洗脱
杂交次日，将标本从 37℃温箱中取出，用刀片轻轻将盖玻片揭掉。将已杂交的玻片标本放置于已预热 42～50℃的 50% 甲酰胺 /2×SSC 中洗涤 3 次，每次 5 分钟。再在已预热 42～50℃的 1×SSC 中洗涤 3 次，每次 5 分钟。最后在室温下，将玻片标本在 2×SSC 中清洗一下。取出玻片，自然干燥。

7. 杂交信号的放大

（1）在玻片杂交部位加 150μl 封闭液Ⅰ，用保鲜膜覆盖，37℃温育 20 分钟。

（2）去掉保鲜膜，再加 150μl 抗生物素蛋白（avidin）- 异硫氰酸荧光素（fluorescein isothiocyanate，FITC）于标本上，用保鲜膜覆盖，37℃继续温育 40 分钟。

（3）取出标本，将其放入已预热 42～50℃的洗脱液中洗涤 3 次，每次 5 分钟。

（4）在玻片标本的杂交部位加 150μl 封闭液Ⅱ，覆盖保鲜膜，37℃温育 20 分钟。

（5）去掉保鲜膜，加 150μl 生物素化的抗 - 抗生物素蛋白（anti-avidin）于标本上，覆盖新的保鲜膜，37℃温育 40 分钟。

（6）取出标本，将其放入已预热 42～50℃的新洗脱液中洗涤 3 次，每次 5 分钟。

（7）重复步骤（1）～（3），再于 2×SSC 中室温清洗一下。

（8）取出玻片，自然干燥。

（9）取 200μl PI/antifade 染液或 DAPI/antifade 溶液滴加在玻片标本上，盖上盖玻片。

8. 封片
可采用不同类型的封片液。如果封片中不含有 Mowiol（可使封片液产生自封闭作用），为防止盖片与载片之间的溶液挥发，可使用指甲油将盖片周围封闭。封好的玻片标本可以在 −70～−20℃冰箱的暗盒中保持数个月之久。荧光显微镜下观察结果。

【结果讨论】

在可见光源下找到具有细胞分裂象的视野，打开荧光激发光源，FITC 的激发波长为 490nm。细胞被 PI 染成红色或被 DAPI 染成蓝色，而经 FITC 标记的探针所在位置发出黄色或绿色荧光。

由于本实验使用的是染色体上的特异序列，因此在外周血染色体标本的杂交中呈阳性，即使在未分裂的细胞中，也可以观察到明显的杂交信号。选取分散好、染色体长度适中、背景干净、信号强的分裂象拍照，使用图像处理软件进行图像分析，包括亮度分析和定量信号分析（见文末彩图2-4，文末彩图2-5）。

【注意事项】

1. 与一般分子杂交相比，染色体原位杂交所需探针纯度更高，而且标记率越高越好。

2. DNA变性必须完全，如用70%甲酰胺变性，载玻片最好先预温至所需温度。

3. 一般探针片段<1kb，较难得到满意的杂交信号。如果采用整个质粒DNA进行标记或许能改善结果。

4. 由于杂交液较少，而且杂交温度较高，持续时间又长，因此为了保持标本的湿润状态，杂交必须在湿盒中进行。

5. 如果整个标本本底过高，应考虑是否杂交时间过长、避光时间过长及DNA不足等原因。如果是局部本底过高，可能是由于探针DNA浓度或变性不够，或杂交混合液未混合均匀，或洗片不充分所致。

【意义】

1. **产前诊断**　FISH技术作为准确、快捷的分子诊断工具，被引入产前诊断领域。FISH技术适用于多种标本如羊水细胞、绒毛细胞、胎儿有核红细胞及着床前胚胎卵裂细胞，且细胞可不经培养直接做荧光原位杂交检查，缩短检测周期。

2. **实体肿瘤的诊断与预后判断**　采用荧光原位杂交技术，仅需对样本的荧光信号进行简单的颜色辨别和计数，即可对患者病情作出准确的判断，且荧光原位杂交检测的对象为DNA，稳定性好，石蜡包埋等处理过程对检测结果不会产生影响。

3. **血液肿瘤的诊断和分子分型**　白血病等多种恶性疾病与染色体上特定片段的缺失、易位和重排有关。FISH技术可准确地检测出这些片段的异常情况，有助于相关疾病诊断和分型。

【思考题】

1. 简述荧光原位杂交的基本原理。

2. 荧光原位杂交与其他原位杂交相比有哪些优点？

（石玉荣）

实验十一　DNA芯片技术

【目的】

掌握DNA芯片技术的原理和方法；熟悉DNA芯片技术各种试剂的作用；了解DNA芯片技术的应用。

【原理】

基因芯片（又称DNA芯片、生物芯片）技术是建立在核酸杂交技术上的一种高效、快速的核酸序列分析手段，是指将大量（通常每平方厘米点阵密度高于400）探针分子固定于支持物上，然后与标记的样品分子进行杂交，通过检测杂交信号的强度及分布来获取样品分子的数量和序列信息。通俗地说，就是通过微加工技术，将数以万计乃至百万计的特定序列的 DNA 片段（基因探针）有规律地排列固定于 2cm² 的硅片、玻片等支持物上，形成一个基因方阵，与计算机的电子芯片十分相似，所以被称为基因芯片。

本实验以乙型肝炎病毒（HBV）基因组中编码表面抗原的 S 基因的编码区为扩增靶区域，设计特异性引物及各型特异性探针。将特异性探针固定在玻片上制备低密度基因芯片，然后与 HEX 荧光素标记引物扩增的靶片段杂交，荧光扫描仪对杂交信号的强度进行测定，从而对样品进行基因分型。

【器材】

硅烷化芯片基片、微阵列点样仪、荧光扫描仪、PCR 仪、杂交仪、干燥箱、电热恒温水浴、摇床、离心机、微量加样器、培养皿、染缸、洗耳球、容量瓶、量筒、烧杯、移液管、洗瓶、镊子、滤纸等。

【试剂】

1. **硼氢化钠还原试剂**　1g NaBH₄ 溶于 300ml PBS 中，加入 100ml 乙醇，现配现用。

2. **杂交液**　0.01mol/L 磷酸钠（pH 6.8），1mmol/L EDTA（pH 7.6），0.5% SDS，100μg/ml 鲑鱼精 DNA，0.1% 脱脂奶粉。

3. **20 × SSC**　3mol/L NaCl，0.3mol/L 枸橼酸钠，调节 pH 至 7.0。

4. **3 × SSC**　用 20 × SSC 溶液稀释。

5. **洗涤液Ⅰ**　含 0.2% SDS 的 2 × SSC 溶液。

6. **洗涤液Ⅱ**　含 0.1% SDS 的 0.1 × SSC 溶液。

7. **5% 戊二醛**　用 0.01mol/L 的 PBS 溶液配制。

8. **5′ 端氨基修饰的寡核苷酸探针和 HEX 荧光素标记的引物**　在从事寡核苷酸合成的生物技术公司订购。

（1）在 HBV 基因组前 C 区保守段设计一对 PCR 引物：上游引物为 5′-CCCTTCTTCGTC TGCCGTTCC-3′，下游引物为 5′-ACCAATTTATGCCTACAGCCTC-3′（用 HEX 荧光素标记）。

（2）HBV 型特异性寡核苷酸探针（5′ 端氨基修饰）。

A 型特异性寡核苷酸探针：5′-TTGGGCAGGATCTGATGGGC-3′；

B 型特异性寡核苷酸探针：5′-TTGGGCAGGTTCCGGTGGGC-3′；

C 型特异性寡核苷酸探针：5′-TTGGGCAAGACCATGTGGGC-3′；

D 型特异性寡核苷酸探针：5′-TTGGGCAATATTTGGTGGGC-3′；

E 型特异性寡核苷酸探针：5′-TTGGGCAAGATCTGGTGGGC-3′；

F 型特异性寡核苷酸探针：5′-GTTGGCAAGCTTCGAGGGGC-3′；

G 型特异性寡核苷酸探针：5′-CTTGGCAGATGATGAGAGGT-3′；

H 型特异性寡核苷酸探针：5′-GTTGGCAAGTTCCAAGGGGC-3′；

阳性对照寡核苷酸探针：5′-CCGACCACGGGGCGCACCTC-3′；

阴性对照寡核苷酸探针：5′-GGAGTATGCCCTGAGCCTGA-3′；

质控寡核苷酸探针：5′-AGGCTGTAGGCATAAATTGG-3′。

【操作步骤】

1. **待测样品基因扩增**

（1）DNA 提取：100μl 待测样本血清、阴性和阳性对照品 DNA 的提取参考"实验一　基因组 DNA 的分离与纯化"进行。

（2）PCR 扩增：按下列条件扩增，扩增条件均为 93℃预变性 5 分钟，93℃变性 30 秒，55℃退火 45 秒，72℃延伸 40 秒，共 40 个循环，72℃再延伸 5 分钟。PCR 扩增产物用 1.5% 琼脂糖凝胶电泳鉴定分析。PCR 产物 −20℃避光保存备用。

2. 基因芯片制备

（1）硅烷化芯片基片用 95% 乙醇浸泡清洗 5 分钟，再用 ddH$_2$O 充分清洗，吹干。

（2）用含 5% 戊二醛溶液室温浸泡玻片 2 小时。

（3）用 ddH$_2$O 清洗玻片 2 次，室温干燥后得到醛基修饰的玻片。

（4）将寡核苷酸探针用 3×SSC 溶液稀释至 50pmol/μl 工作液。

（5）将 0.1μl 探针工作液用微阵列点样仪在玻片上点样。

（6）将玻片放入平皿中，室温过夜固定探针。

（7）用 0.2% SDS 溶液室温浸泡玻片 2 次，每次 2 分钟，再用 ddH$_2$O 浸泡 2 次，每次 2 分钟。

（8）将玻片转至 95～100℃ ddH$_2$O 中浸泡 2 分钟。

（9）室温下干燥芯片 5 分钟。

（10）用硼氢化钠还原试剂浸泡芯片 5 分钟。

（11）用 0.2% SDS 溶液洗涤芯片 2 次，每次 2 分钟，再用 ddH$_2$O 浸泡 2 次，每次 2 分钟，氮气吹干。

3. 杂交

（1）将 4μl 荧光标记样品与 8μl 杂交液混合，95℃热变性 3 分钟。

（2）将芯片放入预先湿润好的杂交盒中，在探针区域加入 12μl 上述混合液，盖上盖玻片，封好杂交盒。

（3）将杂交盒放入杂交仪内，42℃杂交 3 小时。

（4）杂交完成后先用洗涤液Ⅰ避光漂洗 5 分钟，然后用洗涤液Ⅱ避光漂洗 5 分钟。

（5）最后用 ddH$_2$O 快速清洗 3 次，每次 10～15 秒，氮气吹干。

4. 杂交信号的检测 用基因芯片荧光扫描仪扫描芯片，用专用软件进行结果判读。

【结果讨论】

HBV 分型检测芯片阴性对照检测为阴性、阳性对照检测为阳性、质控探针 3 个显示为阳性，则分型检测结果有效。

芯片上 HBV 各耐药位点对应位置 2 个点中，至少 1 个信号点出现与背景对比显著的信号即可判断为阳性（同一探针的 2 个信号点中，至少 1 个信号点灰度值与背景灰度值差>4，即可判断阳性），代表存在该型别 HBV；否则，判定为阴性。信号斑点颜色有深浅，均代表阳性，不能根据深浅进行定量。

【注意事项】

1. 本实验需在室温（20～30℃）的环境下进行，若环境温度过低，实验结果可能不准确。

2. 硅烷化芯片基片点样操作须在超净工作间中进行，所有操作人员须穿防尘服并戴口罩，建议点样工作由专业人员操作完成。

3. 硼氢化钠还原试剂需要现配现用。

4. 样品的扩增、芯片杂交的操作过程中要注意避光。

5. 杂交全过程须避免用手接触玻片，应用镊子夹取玻片边角进行操作。

6. 杂交液中的 SDS 易结晶析出，使用前须温育（40~50℃）使之溶解。

7. 盖盖玻片时要防止玻片与盖玻片之间产生气泡，盖好后不要移动盖玻片，防止破坏芯片上的阵列。

【意义】

DNA 芯片的主要应用包括在基因测序和突变检测、基因表达及调控的研究、致病微生物的快速诊断以及癌症的诊断治疗等方面，广泛应用于新基因的识别、药物安全性评价、细胞凋亡、等位基因的多态性分析等诸多研究方面。

【思考题】

1. 简述基因芯片原理、分类、特点和应用场景。

2. 如何针对结核分枝杆菌耐药性设计检测芯片？

（高春艳）

第四节 核酸测序及生物信息学分析技术

随着测序技术的不断进步，测序通量大幅增加，高通量测序技术在一次实验中可以检测 40 万~400 万条序列，读取 1G~14G 的碱基数，为生物信息学的研究提供了丰富的资源。生物信息学分析技术综合运用数学、计算机科学和生物学等多个领域的工具，来阐明大量数据所包含的生物学意义，揭示基因组信息结构的复杂性及遗传语言的根本规律。通过生物信息学的手段，能够更深入地探索基因组的奥秘，了解生物系统的功能和调控机制，从而为疾病的诊断和治疗提供帮助。本节将介绍核酸测序技术的原理、操作流程以及常见的生物信息学分析方法，帮助学生理解与掌握这一重要的实验技术和数据分析方法，为其在临床检验诊断中的基础和应用研究提供有力支持。

实验十二 双脱氧链终止测序法

【目的】

掌握双脱氧链终止测序法的基本原理；熟悉双脱氧链终止测序法的操作流程；了解双脱氧链终止测序法的临床应用。

【原理】

双脱氧链终止测序法，也称为 Sanger 测序法，利用 DNA 聚合反应中的双脱氧核苷酸（ddNTP）作为终止剂来实现 DNA 序列的测定。在四组独立的反应体系中，DNA 聚合酶和引物与 DNA 模板结合，四种常规的单脱氧核苷酸（dNTP）以及一种特殊荧光标记的 ddNTP 被引入。由于 ddNTP 缺失 3′-OH，聚合到 DNA 链中后无法与下一个核苷酸形成磷酸二酯键，导致 DNA 链的延伸终止。在反应一定时间后，分别在每个反应体系中加入四种 ddNTP 中的一种，得到四组 DNA 片段，分别终止于模板链的每一个 A、C、G 和 T 位置上。每管反应体系合成以共同引物为 5′ 端，以一种双脱氧碱基为 3′ 端的一系列长度不等的片段。

随后，四个泳道经过变性聚丙烯酰胺凝胶电泳分离反应产物，并通过染色或荧光标记检测 DNA 片段，每个片段 3′ 端的四种不同 ddNTP 呈现出四种不同颜色或荧光信号。最终分离出长短不一的核酸片段（长度相邻者仅差 1 个碱基），根据片段 3′ 端的双脱氧碱基，便可依次阅读合成片段的碱基排列顺序。

【器材】

1.5ml 离心管、0.5ml 离心管、移液器、高速离心机、掌上离心机、冰盒、恒温水浴锅、PCR 仪、金属浴、电泳仪、显影盆、制胶玻璃板、真空干燥器、转印纸、保鲜膜、X 线片、曝光器、暗室、放射自显影盒、冰箱等。

【试剂】

1. 2mol/L NaOH 或 1mmol/L EDTA。

2. 3mol/L 乙酸钠（pH 4.8）。

3. 无水乙醇。

4. 70% 乙醇。

5. 测序引物　使用质粒通用引物。

6. 5×T7 DNA 测序酶测序反应缓冲液　200mmol/L Tris-Cl（pH 7.5），100mmol/L MgCl$_2$，125mmol/L NaCl，−20℃储存。

7. 5×标记混合液和 ddNTP 延伸 / 终止混合液　采用 0.5mmol/L dNTP、0.5mmol/L ddNTP、5mmol/L NaCl 进行配制，并用水补至 1 000μl，配制体系见表 2-13。

表 2-13　5×标记混合液和 ddNTP 延伸 / 终止混合液的配制体系

反应混合液	dCTP /μl	dTTP /μl	dATP /μl	dGTP /μl	ddCTP /μl	ddTTP /μl	ddATP /μl	ddGTP /μl	NaCl /μl	H$_2$O /μl
5×标记	15	15	—	15	—	—	—	—	—	955
ddCTP	160	160	160	160	16	—	—	—	10	334
ddTTP	160	160	160	160	—	16	—	—	10	334
ddATP	160	160	160	160	—	—	16	—	10	334
ddGTP	160	160	160	160	—	—	—	16	10	334

8. 放射性标记的 dATP　[α-^{32}P]dATP 或 [α-^{35}S]dATP。

9. 测序酶稀释缓冲液　10mmol/L Tris-Cl（pH 7.5），5mmol/L DTT，0.5mg/ml BSA，−20℃储存。

10. T7DNA 测序酶（13U/μl）　−20℃储存。

11. 0.1mol/L DTT。

12. 终止缓冲液　95% 甲酰胺，20mmol/L EDTA，0.05% 溴酚蓝，0.05% 二甲苯青。

13. 丙烯酰胺溶液（45%）　丙烯酰胺 434g，N, N′- 亚甲双丙烯酰胺 16g，加水至 600ml。加热至 37℃以促进溶解，随后用蒸馏水调至 1L，用硝酸纤维膜过滤（孔径 0.45μm），室温贮存于棕色瓶中。

14. KOH/ 甲醇溶液　100ml 甲醇中加入 5g KOH。

15. 10×TBE 溶液。

16. 甲酰胺。

17. 尿素。

18. 过硫酸铵。

19. 四甲基乙二胺（TEMED）。

20. 甲醇。

21. 乙酸。

【操作步骤】

1. 制备单链 DNA 模板

（1）将 5μg 双链质粒 DNA 溶解在 18μl 去离子水中，确保 DNA 完全溶解。

（2）加 2μl 2mol/L NaOH 或 1mmol/L EDTA 溶液到溶解的质粒 DNA 中。将混合物置于室温放置 5～10 分钟，以便 DNA 解旋。

（3）加 3μl 3mol/L 乙酸钠（pH 4.8）溶液和 7μl 去离子水到混合物中，通过涡旋混匀使之中和。

（4）加 125μl 预冷的无水乙醇到混合物中，充分混匀，将混合物置于干冰或 –70℃，沉淀 10～20 分钟。

（5）12 000×*g* 离心 10 分钟，弃去上清，以沉淀 DNA。

（6）用 500μl 预冷的 70% 乙醇洗涤沉淀，12 000×*g* 离心 5 分钟。弃去上清，待沉淀干燥后，加入 10μl 去离子水溶解 DNA。

2. 引物和模板的退火

（1）取一个 0.5ml 离心管，加入以下试剂：测序引物 3μl，5×T7 DNA 测序酶测序反应缓冲液 2μl，单链 DNA 模板（约 1μg/μl）1μl，ddH₂O 4μl（至终体积 10μl）。

（2）混匀上述混合物，瞬时离心，置于 65℃温育 2 分钟。取出离心管，使离心管的温度在 3～5 分钟内冷却至室温。

3. 标记反应

（1）在引物和模板降温时，融化 5× 标记混合液、ddNTP 延伸/终止混合液和放射性标记的 dATP，融化后置于冰上。

（2）使用冰预冷的去离子水将 5× 标记混合液稀释 5 倍，以便后续使用。

（3）用冰预冷的测序酶稀释缓冲液将 T7 DNA 测序酶稀释 8 倍（终浓度 1.6U/μl）。稀释后的酶液应立即使用，并在冰浴中保存不超过 60 分钟。

（4）准备 4 个 0.5ml 离心管，分别标上 A、C、G、T，在每个离心管中加入 2.5μl 对应的 ddNTP 延伸/终止混合液（ddATP、ddCTP、ddGTP、ddTTP）。进行瞬时离心，并将离心管预热至 37℃。

（5）在已退火的引物-模板混合物中加入以下溶液：已稀释的 5× 标记混合液 2μl，已稀释的 T7 DNA 测序酶 2μl，[α-³²P]dATP 或 [α-³⁵S]dATP 1μl，0.1mol/L DTT 1μl。混合均匀后，确保不产生气泡，进行瞬时离心。然后在 20℃下孵育 5 分钟。

4. 链终止反应

（1）取 3.5μl 上述标记反应完毕后的标记反应液至 A、C、G、T 四个离心管中，混合均匀后，瞬时离心，随后置于 37℃，孵育 5 分钟。

（2）取 4μl 终止缓冲液加入上述 4 个离心管中进行终止反应。混合均匀后，瞬时离心，置于冰浴中。

（3）终止反应后的四管样品加热至100℃热变性2分钟，在冰上快速冷却，即可用于电泳上样。

5. 测序凝胶板的制备及电泳

（1）将凝胶隔板按照尺寸安装到模具上。

（2）配制6%变性PAGE胶，依次在锥形瓶中加入：丙烯酰胺溶液13.3ml，10×TBE溶液10ml，水16.4ml，甲酰胺25ml，尿素42g。将所有试剂混合，并在55℃水浴锅中加热3～5分钟，其间不断混匀以使尿素溶解。

（3）待溶液冷却至室温后，加入3.3ml新配制的1.6%过硫酸铵，混匀。加入50μl TEMED，混匀。

（4）将制备好的溶液直接灌注到模具中，避免产生气泡。

（5）将凝胶梳子平整插入凝胶，然后让凝胶在室温下凝固。

（6）向凝胶孔中加入之前制备好的测序样品，每个泳道使用2～3μl样品。

（7）在第一次加样1.5～2小时后（溴酚蓝出现后15分钟左右）进行二次加样。二次加样的方法可以使可读序列的长度扩展约35%。

6. 测序凝胶板的干燥及放射自显影

（1）电泳完毕后，取下电泳玻璃板，去除两边的压条，撬开玻璃板，让凝胶完好地留存在其中一块玻璃板上。

（2）将含有凝胶的玻璃板浸入装有甲醇-乙酸固定液的显影盆中，固定30分钟，其间不要搅动液体。

（3）将转印纸贴合在凝胶上，然后将凝胶从玻璃板上取下（保持转印纸在下，凝胶在上）。在凝胶上覆盖一层保鲜膜，然后将其放入真空干燥器中，在真空下80℃干燥凝胶30～60分钟。

（4）干燥后的凝胶可进行放射自显影。取下保鲜膜，在凝胶上覆盖X线片后，将其放入暗室中曝光。曝光条件可选择在室温或者−80℃下，持续16～24小时进行放射自显影。

（5）曝光完成后，经过显影、洗片、定影、干燥步骤，然后进行序列读取。

【结果讨论】

在读取序列时，从胶片的下部往上读取，读出的序列为互补链的5′→3′的序列。请注意标记凝胶的方向，以免混淆或读错样品的顺序。

【注意事项】

1. 标记反应中，稀释时应将所有的溶液预先混合完全后再加入酶液。

2. 确保使用的DNA模板和引物的纯度与质量，以避免引入错误碱基或杂质。

3. 用^{35}S标记反应的样品可置于−20℃保存1周。而^{32}P标记的则需在当天电泳以免降解。

4. 在测序胶板的干燥和放射自显影过程中，尿素的充分清除至关重要。残留的尿素可能导致凝胶在干燥过程中变得极其黏稠，从而妨碍放射自显影的进行。为了解决这个问题，可以进行2次使用10%冰乙酸的洗涤操作，第一次洗涤持续15分钟，第二次洗涤10分钟。

5. 凝胶在曝光前必须充分干燥，否则X线胶片会粘在凝胶表面，影响后续操作。

6. 测序反应及电泳上样时要小心操作，防止放射性同位素污染。

【意义】

Sanger 测序在临床诊断、遗传性疾病研究以及实验室 DNA 测序中具有广泛的应用。其操作相对简便,结果可靠,因此在特定领域中仍然占据着重要地位。在临床诊断和遗传性疾病研究中,Sanger 测序可以准确地检测基因组中的 SNP、突变和其他遗传变异,为疾病的诊断和治疗提供重要信息。此外,Sanger 测序还可用于 STR 分型检测和病原体诊断。在实验室中,Sanger 测序常用于质粒、PCR 产物以及其他 DNA 样品的测序,用于验证基因克隆的准确性、确认 PCR 扩增产物序列、菌株鉴定等。尽管新一代测序技术的发展使得高通量测序变得更加普遍和经济,但 Sanger 测序作为一种可靠、经典的测序方法,仍然在特定的应用场景中被广泛采用。

【思考题】

1. Sanger 测序有哪些技术上的限制?例如,它是否适用于长序列测序?是否存在测序错误的风险?

2. 曝光时间可能对显影条带造成哪些影响?应该如何避免?

(何 方)

实验十三　高通量测序法

【目的】

掌握纳米孔测序的基本原理;熟悉纳米孔测序的操作流程;了解纳米孔测序技术在科学研究和医学诊断等领域中的应用。

【原理】

高通量测序能够一次对大量核酸分子进行平行测序,克服了一代测序一次只能测一条序列的缺点,提高了测序效率,降低了测序成本。二代和三代测序均为高通量测序,二代测序的核酸分子长度一般限制在 250bp 以内,然后通过序列的重叠区域进行拼接,实现短读长测序。三代测序是对二代测序的提升,在可以同时测多条序列的基础上,测序长度达到了 10kb 以上,实现了长读长测序。本实验中我们以纳米孔测序为例介绍高通量测序技术。纳米孔测序的核心部件是一个由蛋白质构成的纳米级小孔,主要由一种经过基因工程改造的跨膜蛋白嵌入人工合成的高电阻多聚物薄膜中构成。核酸分子在动力蛋白的牵引下穿过纳米孔,当核酸通过纳米孔时电荷发生变化,从而引起电阻膜上电流的变化。由于纳米孔直径非常小,仅允许单个核酸分子通过,每种碱基通过纳米孔时,其独特的物理和电荷特性导致电流发生微小变化,这些变化被捕捉并分析,通过计算机算法将电流信号转换成具体的碱基序列,从而实现核酸的高效、实时测序。

【器材】

PCR 扩增仪、高速离心机、纳米孔测序仪、1.5ml 离心管、PCR 管、磁力架、低速微振荡混匀仪、移液器、掌上离心机、Qubit 荧光定量仪。

【试剂】

1. 已提取的微生物基因组 DNA。

2. 连接法测序单样本 DNA 建库辅助试剂盒。

3. 连接测序试剂盒 Ligation Sequencing Kit。

4. 测序芯片制备试剂盒 Flow Cell Priming Kit。

【操作步骤】

1. 样品质检

（1）琼脂糖凝胶电泳检测基因组 DNA 完整性：电泳条带清晰可见，无明显降解，且无 RNA 污染。

（2）超微量紫外分光光度计检测基因组 DNA 的纯度和浓度：总量 1.5～2μg，A_{260}/A_{280} 1.7～2.0，$A_{260}/A_{230} \geqslant 1.8$。

2. 末端修复

（1）在 200μl PCR 管内加入以下溶液：基因组 DNA 48.5μl（DNA 加样总量 1.5μg，根据定量结果计算，不足部分用无酶水代替），End Repair Buffer（ERB）3.5μl，End Repair Enzymes（ERE）3μl。上下轻轻颠倒混匀，瞬时离心后置于 PCR 仪中，20℃，5 分钟；65℃，5 分钟后取出。

（2）将磁珠提前平衡至室温，振荡混匀后取 55μl（1 倍体积），加入到上述 PCR 管中。上下轻轻颠倒混匀并置于低速微振荡混匀仪上，室温孵育 5 分钟。

（3）瞬时离心后，将液体及磁珠转移到一新的 1.5ml 离心管，并放置于磁力架上吸附，待液体变澄清。

（4）保持磁力吸附状态，吸去上清液，然后沿管壁加入 200μl Wash Buffer（WSB），静置 30 秒。勿扰动吸附的磁珠，吸去上清液；再加入 200μl WSB，重复上述操作一次。

（5）取下离心管短暂离心后放回磁力架上，吸去残余液体，自然风干约 30 秒。

（6）加入 50μl Nuclease-free Water（NFW）润洗磁珠，取下离心管轻弹重悬磁珠，室温放置 2 分钟，短暂离心后放回磁力架上，待溶液变澄清，吸取 49μl 产物转移至新的 1.5ml 离心管内。

（7）取 1μl 末端修复的 DNA，使用 Qubit 荧光定量仪进行核酸浓度测定。

3. 测序接头连接

（1）取一新的 1.5ml 离心管并加入以下溶液：末端修复后的 DNA 47μl，Adapter Mix（AMX）/Adapter Mix F（AMX-F）5μl，Ligation Buffer（LNB）20μl，Quick Ligase（QLE）8μl。上下轻轻颠倒混匀，瞬时离心，18～25℃孵育 10 分钟。

（2）将磁珠振荡混匀后取 40μl 加到上述连接体系中，上下轻轻颠倒混匀并置于低速微振荡混匀仪上，室温孵育 5 分钟。

（3）瞬时离心后放在磁力架上吸附，待液体变澄清。保持吸附状态，吸去上清液。

（4）从磁力架上取下离心管，沿磁珠被吸附的一侧缓慢加入 200μl Long Fragment Buffer（LFB）或 Short Fragment Buffer（SFB），上下轻轻颠倒混匀重悬磁珠后放回磁力架上，待液体变澄清后吸去上清液，重复一次。

（5）取下离心管瞬时离心后放回磁力架上，吸去残余液体，自然风干约 30 秒，加入 14μl Elution Buffer（EB）润洗磁珠。

（6）取下离心管轻弹重悬磁珠，室温放置 10 分钟。

（7）瞬时离心后放回磁力架上，待液体变澄清，吸取 14μl 产物转移至新的 1.5ml 离心管。

（8）取 1μl 上述连上接头的 DNA（DNA library），使用 Qubit 荧光定量仪进行核酸浓度测定。

4. 上机测序　用 SQK-LSK110＋EXP-FLP002 试剂盒进行上机测序。

（1）取 30μl Flush Tether（FLT）加入 Flush Buffer（FB）中并混匀。

（2）打开样本孔 Priming port，将 1ml 移液器调至 200μl，用吸头垂直接触 Priming port 孔，随后缓慢调整移液器量程至 230μl，排出芯片内的空气。

（3）用 1ml 移液器吸取 800μl FB，通过移液器从 Priming port 孔匀速推入管路，将芯片室温平衡 5 分钟。

（4）在 1.5ml 离心管内按照下列体系配制 Loading sample：测序缓冲液 I（Sequencing Buffer I，SB I）或测序缓冲液 II（Sequencing Buffer II，SB II）37.5μl，上样磁珠 I（Loading Beads I，LB I）或上样磁珠 II（Loading Beads II，LB II）25.5μl，DNA library 12μl。

（5）芯片平衡结束后，打开 SpotON 观察 SpotON sample port 和 SpotON sample cover 周围是否有残留的白色结晶并去除。

（6）使用 1ml 移液器吸取 200μl FB，通过移液器从 Priming port 孔匀速推入管路，使 FB 从 SpotON sample port 涌出后又落回，从而润洗 SpotON sample port 周围。

（7）轻轻上下吸取 Loading sample 进行混匀，取 75μl 逐滴加入 SpotON sample port，观察 Loading beads 均匀弥散开来。

（8）先关闭 SpotON sample cover，然后逆时针旋转关闭 Priming port 盖子，最后从 Waste port 1 吸去管路中液体。

（9）将芯片放入纳米孔测序仪中进行测序实验。

【结果讨论】

纳米孔测序的下机数据需要进行过滤、剪切和去除污染序列，然后运用生物信息学软件对数据进行拼接，获得样本完整的全基因组序列。

【注意事项】

1. 实验之前需将各试剂缓慢融解、充分混匀。

2. 实验过程中避免涡旋振荡，可使用移液器轻轻吸打 10 次以上混匀或上下轻轻颠倒混匀，防止长片段断裂，小片段增多。

3. 芯片平衡结束后，朝外轻拨打开 SpotON 观察 SpotON sample port 和 SpotON sample cover 周围是否有残留白色结晶（上一次使用时易残留）。

4. 在芯片内加样时注意移液器的操作，通过顺时针旋转移液器体积设置轮（或直接按压）匀速推入管路。

5. 使用移液器对 Priming port 孔加注液体时，要避免空气进入 Priming port 孔。

6. 提前解冻 EXP-FLP002/SQK-LSK110 试剂盒中试剂（使用前需混匀），以及室温平衡芯片约 10 分钟。

【意义】

纳米孔测序为长序列测序，可以快速、准确地检测各种疾病相关的基因突变、染色体异常和基因组重排，以及监测疾病的进展和治疗效果，指导个体化治疗方案的制订。纳米孔测序用于感染病原体基因组的检测和鉴定，可以迅速鉴定病原体的种类和抗药性情况，指导临床治疗,提高治疗效果。纳米孔测序技术在临床医学中具有广泛的应用前景,在疾病诊断、个体化治疗、药物研发、感染病原体检测以及健康管理等方面具有重要的临床意义。

【思考题】

1. 测序样本可以多样本混合同时测序吗?如果可以,需要提前对样本进行怎样的处理?

2. 在高通量测序中,如何处理数据量巨大的测序数据?有哪些常用的数据处理和分析方法?

(何 方)

实验十四 测序数据的比对分析

【目的】

掌握序列比对的基本原理;熟悉美国国家生物技术信息中心(NCBI)序列检索和DNAMAN 软件的使用方法;了解序列比对的主要应用,认识基因测序数据的基本格式。

【原理】

测序数据比对分析是对测序数据进行应用的基础而重要的任务。其基本思路是基于分子生物学中生物信息大分子(DNA、RNA 和蛋白质)的序列决定了该分子的结构,而结构又将决定该分子的功能这一普遍规律。因此,将核酸和蛋白质序列均看成由基本字符(即碱基和氨基酸残基)组成的字符串,检测不同序列之间的相似性,就可以发现生物序列中蕴含的功能、结构和进化的信息。

在实际应用中,根据待比对的基因序列条数,可以基本划分为双序列比对和多序列比对:双序列比对是指找出两条序列之间的某种相似性关系;多序列比对是指把两个以上序列数据进行比较,分析其字符及结构的异同。

【分析工具】

1. NCBI 网站。

2. DNAMAN 软件。

【操作步骤】

1. 认识基因测序数据的基本格式 常见的测序数据格式有 FASTA、FASTQ、GFF、BED、SAM/BAM、VCF 等。下面我们以 FASTA 格式为例来讲解数据格式信息。

FASTA:FASTA 格式,又称 Pearson 格式,是 Blast 工具常用的组织数据的基本格式,无论是数据库还是查询序列,大多数情况都使用 FASTA 序列格式。

FASTA 格式是一种基于文本用于表示核酸序列或氨基酸序列的格式。其中核酸或氨基酸均以单个字母来表示,且允许在序列前添加序列名及注释。该格式已成为生物信息学领域的一项标准。FASTA 文件以序列名和序列作为一个基本单元,各行记录信息。以下面的序列为例,介绍如下:

首行由">"开头的任意文字说明,表示一个序列的起始。为了保证后续分析软件能够区分每条序列,单个序列的标识必须具有唯一性。"NR_024570.1"表示这一基因在数据库中的编号。*Escherichia coli* 表示物种类型,"strain = U 5/41"表示菌株名称,"16S ribosomal RNA,partial sequence"表示基因名称。

第二行起是序列正文，为序列本身。只允许使用既定的核苷酸或氨基酸编码符号。通常核苷酸符号大小写均可，而氨基酸常用大写字母。下面数据为一个核苷酸序列的 FASTA 文件。

>NR_024570.1 *Escherichia coli* strain U 5/41 16S ribosomal RNA，partial sequence
AGTTTGATCATGGCTCAGATTGAACGCTGGCGGCAGGCCTAACACATGCAAGTCGAA
CGGTAACAGGAAGCAGCTTGCTGCTTTGCTGACGAGTGGCGGACGGGTGAGTAATGT
CTGGGAAACTGCCTGATGGAGGGGGATAACTACTGGAAACGGTAGCTAATACCGCAT
AACGTCGCAAGCACAAAGAGGGGGACCTTAGGGCCTCTTGCCATCGGATGTGCCCAG
ATGGGATTAGCTAGTAGGTGGGGTAACGGCTCACCTAGGCGACGATCCCTAGCTGGTC
TGAGAGGATGACCAGCAACACTGGAACTGAGACACGGTCCAGACTCCTACGGGAGG
CAGCAGTGGGGAATATTGCACAATGGGCGCAAGCCTGATGCAGCCATGCNGCGTGTA
TGAAGAAGGCCTTCGGGTTGTAAAGTACTTTCAGCGGGGAGGAAGGGAGTAAAGTTA
ATACCTTTGCTCATTGACGTTACCCGCAGAAGAAGCACCGGCTAACTCCGTGCCAGCA
GCCGCGGTAATACGGAGGGTGCAAGCGTTAATCGGAATTACTGGGCGTAAAGCGCAC
GCAGGCGGTTTGTTAAGTCAGATGTGAAATCCCCGGGCTCAACCTGGGAACTGCATCT
GATACTGGCAAGCTTGAGTCTCGTAGAGGGGGGTAGAATTCCAGGTGTAGCGGTGAA
ATGCGTAGAGATCTGGAGGAATACCGGTGGCGAAGGCGGCCCCCTGGACGAAGACTG
ACGCTAGGTGCGAAAGCGTGGGGAGCAAACAGGATTAGATACCCTGGTAGTCCACGC
CGTAAACGATGTCGACTTGGAGGTTGTGCCCTTGAGGCGTGGCTTC

2. 使用 NCBI 进行数据比对分析 基因的序列数据，可通过 NCBI 网站进行检索。以鞭毛蛋白基因 *fliC* 为例，登录 NCBI 主页，如图 2-6 所示，在检索框中输入基因名称"*fliC*"，选择"Gene"数据库，点击"Search"查找该基因的相关信息，可获得检索结果。点击"Name/Gene ID"列下第一个结果的基因名称"*fliC*"，即可查看该基因的详细信息。

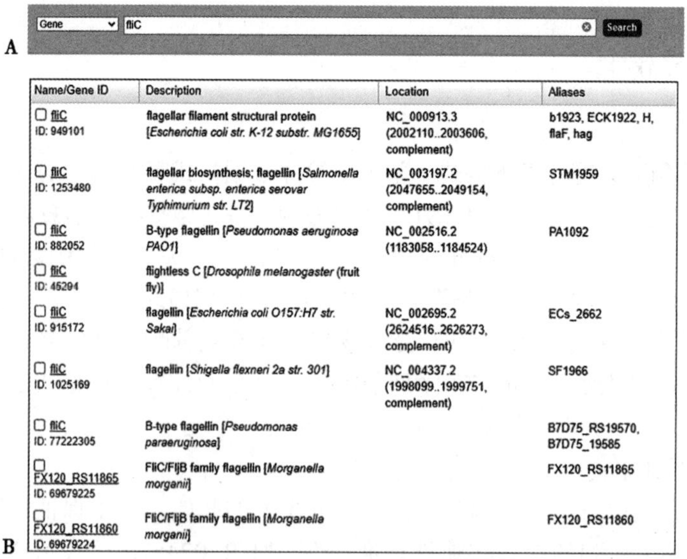

图 2-6 NCBI 基因检索入口和结果
A. 基因检索输入框；B. *fliC* 基因检索结果页面。

在新打开的 *fliC* 详情页面中，找到"Genomic regions，transcripts，and products"栏，点击"FASTA"格式序列链接，即可查看 *fliC* 的核苷酸序列（图 2-7）。依此类推，将拟进行比对的 *fliC* 序列复制粘贴到 txt 文本中备用。

Escherichia coli str. K-12 substr. MG1655, complete genome

NCBI Reference Sequence: NC_000913.3

GenBank   Graphics

```
>NC_000913.3:c2003606-2002110 Escherichia coli str. K-12 substr. MG1655, complete genome
ATGGCACAAGTCATTAATACCAACAGCCTCTCGCTGATCACTCAAAATAATATCAACAAGAACCAGTCTG
CGCTGTCGAGTTCTATCGAGCGTCTGTCTTCTGGCTTGCGTATTAACAGCGCGAAGGATGACGCAGCGGG
TCAGGCGATTGCTAACCGTTTCACCTCTAACATTAAAGGCCTGACTCAGGCGGCCCGTAACGCCAACGAC
GGTATCTCCGTTGCGCAGACCACCGAAGGCGCGCTGTCCGAAATCAACAACAACTTACAGCGTGTGCGTG
AACTGACGGTACAGGCCACTACCGGTACTAACTCTGAGTCTGATCTGTCTTCTATCCAGGACGAAATTAA
ATCCCGTCTGGATGAAATTGACCGCGTATCTGGTCAGACCCAGTTCAACGGCGTGAACGTGCTGGCAAAA
AATGGCTCCATGAAAATCCAGGTTGGCGCAAATGATAACCAGACTATCACTATCGATCTGAAGCAGATTG
ATGCTAAAACTCTTGGCCTTGATGGTTTTAGCGTTAAAAATAACGATACAGTTACCACTAGTGCTCCAGT
AACTGCTTTTGGTGCTACCACCACAAACAATATTAAACTTACTGGAATTACCCTTTCTACGGAAGCAGCC
ACTGATACTGGCGGAACTAACCCAGCTTCAATTGAGGGTGTTTATACTGATAATGGTAATGATTACTATG
CGAAAATCACCGGTGGTGATAAACGATGGGAAGTATTACGCAGTAACAGTTGCTAATGATGGTACAGTGAC
AATGGCGACTGGAGCAACGGCAAATGCAACTGTAACTGATGCAAATACTACTAAAGCTACAACTATCACT
TCAGGCGGTACACCTGTTCAGATTGATAATACTGCAGGTTCCGCAACTGCCAACCTTGGTGCTGTTAGCT
TAGTAAAACTGCAGGATTCCAAGGGTAATGATACCGATACATATGCGCTTAAAGATACAAATGGCAATCT
TTACGCTGCGGATGTGAATGAAACTACTGGTGCTGTTTCTGTTAAAAACTATTACCTATACTGACTCTTCC
GGTGCCGCCAGTTCTCCAACCGCGGTCAAACTGGGCGGAGATGATGGCAAAACAGAAGTGGTCGATATTG
ATGGTAAAACATACGATTCTGCCGATTTAAATGGCGGTAATCTGCAAACAGGTTTGACTGCTGGTGGTGA
GGCTCTGACTGCTGTTGCAAATGGTAAAACCACGGATCCGCTGAAAGCGCTGGACGATGCTATCGCATCT
GTAGACAAAATTCCGTTCTTCCCCTCGGTGCGGTGCAAAACCGTCTGGATTCCGCGGTTACCAACCTGAACA
ACACCACTACCAACCTGTCTGAAGCGCAGTCCCGTATTCAGGACGCCGACTATGCGACCGAAGTGTCCAA
TATGTCGAAAGCGCAGATCATCCAGCAGGCCGGTAACTCCGTGTTGGCAAAAGCTAACCAGGTACCGCAG
CAGGTTCTGTCTCTGCTGCAGGGTTAA
```

图 2-7   FASTA 格式的 *fliC* 基因序列

打开 DNAMAN 软件，点击"File"，选择"New"，将拟进行比对的序列粘贴到 DNAMAN 的新建文件中，保存并分别命名。如文末彩图 2-8。

点击"Sequence""Multiple Sequence Alignment"，点击"File"选择刚才建立的两个序列文件，点击"下一页"按钮，在"Optimal Alignment"中选择"Full Alignment"，其他设置选择默认。继续点击"下一页"，直到最后点击"完成"，执行序列比对。

【结果讨论】

序列比对结果如文末彩图 2-9 所示。

【注意事项】

1. 对实际测序所得数据，在进行测序数据比对分析前，应该对测序数据进行质量控制，处理低质量或有误的序列数据，以确保后续比对分析的准确性和可靠性。

2. 在进行数据比对分析时，应该根据具体实验和数据的特点，选择合适的比对算法和参数设置，以获得最佳的比对结果。

【意义】

测序数据比对分析是研究基因功能的基本操作。在全基因组测序分析中，通过测序数据的比对分析：①可以将碎片化的测序数据进行组装，重建原始基因组的序列；②可以发现样本基因序列中的变异，包括单核苷酸变异（SNP）、插入/缺失、拷贝数变异等；③可以确定基因序列的身份和相关信息，帮助进行基因型和表型相关性研究。因此，测序数据比对分析

63

能为揭示生物序列的功能、结构和进化提供关键的信息,有助于生物学和医学研究的发展。

【思考题】

1. 测序数据比对方法可用于哪些方面的工作?
2. 双序列比对分析主要用于什么目的?

(李志荣)

实验十五　基因功能与通路分析

【目的】

掌握基因功能富集分析的基本原理;熟悉 DAVID 网络工具和 KEGG 数据库的使用方法;了解基因功能与通路分析的主要应用。

【原理】

常用的对基因数据进行功能和通路富集分析的方法有基因本体分析(gene ontology analysis,GO 分析)和京都基因与基因组百科全书通路分析(Kyoto encyclopedia of genes and genomes pathway analysis,KEGG)。GO 是一个广泛使用的基因注释体系,涵盖生物学的 3 方面:细胞组分(cellular component,CC)、分子功能(molecular function,MF)、生物过程(biological process,BP)。任何一个生物过程都是由多个基因共同参与完成的,通过 GO 分析就可以对测序所得到的基因的组分、功能和参与的生物过程分门别类进行注释,从而了解基因所富集的生物学功能、途径或细胞定位,这样有利于对生物数据进行整合与利用。本实验通过介绍 DAVID 数据库(the database for annotation,visualization and integrated discovery,DAVID),对基因进行功能注释分析。

KEGG 通路分析是 KEGG 数据库的众多功能之一,专门存储不同物种中基因通路的信息。KEGG 数据库是以基因组和化学信息为基本要素,结合代表相互作用、反应和相互关系网络的系统信息,以了解生物系统的高级功能。其包含基因组、生化反应、生物化学、疾病和药物,以及 PATHWAY 等多个子数据库。本实验通过介绍最为常用的 KEGG PATHWAY 数据库,将基因在代谢网络中的位置进行注释,有助于研究者把基因及其表达信息作为一个整体进行研究。

【分析工具】

DAVID 网络工具和 KEGG 数据库。

【操作步骤】

1. 利用 DAVID 网络工具进行 GO 功能富集分析

(1)进入 DAVID 网络工具工作页面,如图 2-10 所示。点击"Start Analysis"进入分析工具。

(2)DAVID 需要用户提供前期通过基因测序所得到的待研究的基因列表(格式要求为每行一个基因名或 ID,也可以将基因名或 ID 用逗号分隔开),利用分析工具,提取该列表中含有的生物信息,最终给予其功能注释。本实验以某 lncRNA 过表达后所导致的细胞基因表达上调的 27 个相关基因为例,首先将基因列表粘贴(Paste a List)或上传(Choose From a File)至 DAVID 分析工具(文末彩图 2-11)。选择"Select Identifier"为 ENSEMBL_GENE_ID。选择"List Type"为 Gene List。点击"Submit List"完成序列提交。

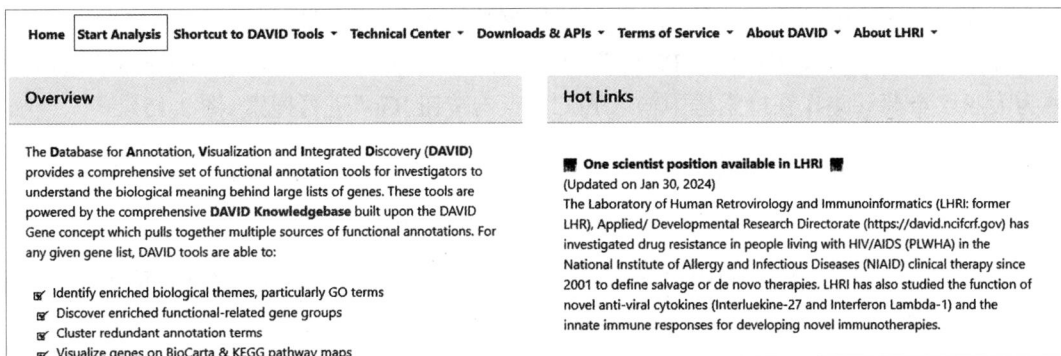

图 2-10　DAVID 网络工具工作页面

（3）在新页面中选择物种为"Homo sapiens"，点击"Functional Annotation Tool"，开始进行富集分析（文末彩图 2-12）。点击"Functional Annotation Chart"，可以进入 GO 富集分析输出结果页面。如图 2-13 所示，本例中有 3 个基因的分子功能被注释为"GTPase activity"。

Sublist	Category	Term	RT	Genes	Count	%	P-Value	Benjamini
☐	GOTERM_MF_DIRECT	GTPase activity	RT	▬▬	3	13.6	3.1E-2	6.5E-1
☐	UP_KW_LIGAND	GTP-binding	RT	▬▬	3	13.6	3.8E-2	1.5E-1
☐	GOTERM_MF_DIRECT	GTP binding	RT	▬▬	3	13.6	4.1E-2	6.5E-1
☐	INTERPRO	P-loop_NTPase	RT	▬▬	4	18.2	5.7E-2	1.0E0

图 2-13　GO 富集分析结果页面

2. KEGG 通路分析查看单个基因所在通路　进入 KEGG 官网后，主要关注图 2-14 页面内容。KEGG 的系统信息包括：PATHWAY（信号通路）、BRITE（生物实体的阶层分类）、MODULE（基因模组与功能分类）；基因组信息：ORTHOLOGY（基因直系同源组别）、GENES（基因与蛋白列表）、GENOME（基因组）；化学信息：COMPOUND（化合物）、GLYCAN（聚糖）、REACTION（生化反应）、ENZYME（酶）；健康信息：NETWORK（疾病相关的网络元素）、DISEASE（疾病）、DRUG（药物）、MEDICUS（健康信息资源）。或者也可以从这一页面点击"KEGG2"进入，分类内容较为整齐。

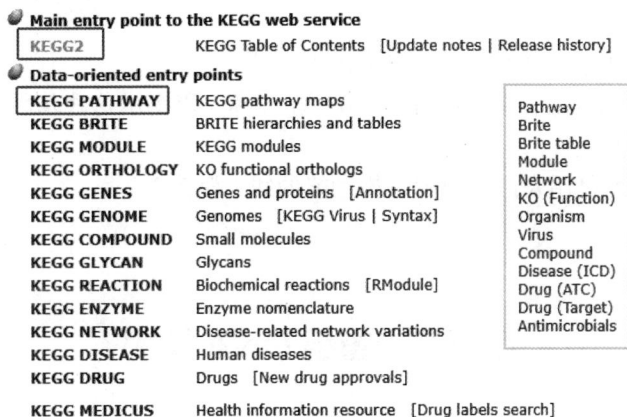

图 2-14　KEGG 登录页面

65

以大肠埃希菌的鞭毛蛋白 FliC 为例，检索这一蛋白可以被标注到哪些通路。登录 KEGG 数据库，点击"KEGG PATHWAY"（见图 2-14）。在新页面中，点击"Organism"选择物种为大肠埃希菌（eco），在检索框中输入 FliC。点击按钮"Go"进行搜索（图 2-15）。

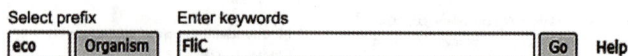

| Select prefix | Enter keywords | |
| eco | Organism | FliC | Go | Help |

图 2-15　KEGG PATHWAY 检索输入页面

在搜索出的相关通路页面中单击 eco02020，得到该通路的通路图。在页面检索框中输入"FliC"，就可以找到蛋白所注释到的通路（文末彩图 2-16）。

【结果讨论】

1. GO 富集分析输出结果见图 2-13，可以下载每个词条中涉及的相关基因并查看相关评分。

2. KEGG 通路分析结果见彩图 2-16。如图中方框所示，即为 *fliC* 基因所在的通路。

【注意事项】

1. GO 分析和 KEGG 通路分析均广泛应用于基因表达研究中，特别是在模式生物的研究中。然而，对于非模式生物，这些结果可能需要更多的生物信息学知识和实验验证。

2. 基因注释时，应确认使用的 GO 注释是最新的。由于 GO 注释是不断更新的，使用过期的注释可能会影响结果的准确性。

3. 应该多关注富集基因的功能性而非仅仅是数量的多少。一条通路中的基因数可能会对分析结果产生影响。一些通路由于天然具有更多已知基因，因此可能偏向于实验中大量的基因被映射。这并不意味着这些通路在生物学上更为重要。

【意义】

GO 分析和 KEGG 通路分析是生物信息学中用于功能注释和生物过程解析的两个重要工具。GO 分析通过对生物学数据进行分析，将基因或蛋白质分类到不同的生物功能领域，从而为生物学研究提供了一个重要的理论框架。KEGG 分析主要针对于生物体中的代谢通路进行分析，侧重于寻找和分析生物体系统中的相互作用。两者结合可以快速有效地揭示基因的功能和生物学过程。

【思考题】

1. 在基因功能注释中，GO 分析用于识别什么？

2. 鉴定差异表达基因后通常进行什么类型的分析，以揭示这些基因可能参与的生物过程或途径？

3. KEGG 数据库是用来进行何种分析功能的线上资源？

（李志荣）

第五节　重组 DNA 技术

重组 DNA 技术是一种分子克隆技术，是进行基因功能研究的基本方法。它对目的 DNA 分子和具有自我复制能力的载体进行剪切并重新连接，构成重组 DNA 分子，并将其导入宿主细胞，形成大量子代 DNA 分子，以获得大量目的 DNA 片段和 / 或相关表达产物。

重组 DNA 技术的基本过程包括分、切、接、转、筛五个步骤。①分：区分不同来源的 DNA（一般是目的 DNA 和载体 DNA）；②切：利用合适的限制性核酸内切酶对不同来源的 DNA 分子进行特异性切割；③接：通过连接酶将目的 DNA 片段与载体重新连接；④转：通过转化的方式将重组 DNA 杂合分子导入感受态细胞内并进行培养；⑤筛：根据载体的特性和 / 或重组 DNA 的结构特征筛选出阳性重组 DNA 的细胞，并鉴定重组 DNA 的序列正确性。

实验十六　DNA 的限制性核酸内切酶酶切反应

【目的】

掌握 DNA 的限制性核酸内切酶（限制酶）酶切反应的基本原理与实验过程；熟悉不同限制酶反应的影响因素；了解限制酶的临床应用。

【原理】

根据结构和作用的不同，限制酶可分为Ⅰ、Ⅱ和Ⅲ三型。重组 DNA 中使用的是Ⅱ型限制性内切酶。Ⅱ型限制酶识别双链 DNA 分子的 4～8 个特异性核苷酸顺序（以 6 个核苷酸序列最常见），以 Mg^{2+} 为辅助因子，在一定的盐离子浓度条件下在核酸内部进行切割。切割后的 DNA 分子其 5′ 末端为磷酸基，3′ 末端为羟基，根据切口末端的互补情况可分为平末端和黏性末端。

限制酶活性的大小以单位 U 表示。一个酶单位是指在该酶的最适工作温度和盐离子浓度下对 1μg DNA 样品消化 1小时，能够将其完全消化所需的最小酶量。常见的限制酶酶切反应的最适温度为 37℃，反应缓冲液中加入二硫苏糖醇（DTT）防止限制酶被氧化，保持酶活性。反应结束后，可通过琼脂糖凝胶电泳鉴定酶切结果及回收 DNA 片段。

在重组 DNA 技术中，目的 DNA 两端采用两种非同源末端的限制酶进行双酶切，对应载体的克隆位点上同步采用这两种限制酶进行线性化，这种方案可以有效地避免目的 DNA 与载体连接时的方向错误，可以有效提高重组连接效率，减少载体自连和目的 DNA 自连等问题。故本实验仅以载体（质粒）DNA 双酶切为例，介绍限制酶酶切反应。

【器材】

恒温水浴箱、水平式凝胶电泳槽、稳压稳流电泳仪、掌式离心机、振荡器、凝胶成像系统、微量移液器、1.5ml 离心管、吸头。

【试剂】

1. 纯化的质粒 DNA　0.2mg/ml，多克隆位点上含 *Hind*Ⅲ和 *Eco*RⅠ酶切位点。

2. 限制酶 *Hind*Ⅲ（1U/μl），*Eco*RⅠ（1U/μl）。

3. 10× 限制酶缓冲液　10mmol/L Tris-Cl，10mmol/L $MgCl_2$，1mmol/L DTT，pH 7.5，可在购买限制性核酸内切酶时配套获得。

4. 琼脂糖（电泳级）。

5. 5×TBE 缓冲液。

6. DNA 分子量标准。

7. GoldView 核酸染料。

8. 6×上样缓冲液。

【操作步骤】

1. **加样** 取一支灭菌的新 1.5ml 离心管，依次加入以下试剂（总体积 20μl），见表 2-14。轻轻混匀后，掌式离心机快速离心 5 秒，以使样品集中于试管底部。

表 2-14　双酶切反应体系

试剂	体积 /μl
ddH$_2$O	11
10× 限制酶缓冲液	2
质粒 DNA	5
限制酶 HindⅢ	1
限制酶 EcoRⅠ	1

2. **酶切** 37℃恒温水浴箱中放置 1.5～2 小时。65℃水浴 20 分钟终止反应。

3. **鉴定** 以合适的 DNA 分子量标准为对照，琼脂糖凝胶电泳观察酶切产物，判断酶切是否完全。操作步骤参照"实验四 核酸的鉴定和分析"。

【结果讨论】

1. 提纯的质粒 DNA 一般存在闭环、线性和开环 3 种状态，经琼脂糖凝胶电泳分离后 GoldView 染色，一般可在紫外线灯下见到 2～3 个条带，三者的迁移率：闭环 > 线性 > 开环。质粒 DNA 经完全双酶切后存在 2 条线性结构，呈现 2 条条带。

2. 根据质粒 DNA 的大小及两个限制酶切开的位置，计算切割得到的两条线性 DNA 条带的大小。根据琼脂糖凝胶电泳迁移率与 DNA 分子量标准进行比较，判断所获得的酶切产物大小是否符合计算所得的大小。

【注意事项】

1. 多种因素可影响限制酶酶切反应的效率和特异性，包括反应的温度、时间、反应缓冲体系的离子强度和 pH，DNA 的结构、纯度和浓度等。在非标准反应条件下，限制酶的特异性降低，可切割一些与其特异识别顺序类似的序列，称为限制酶的星号活性。实验时为避免星号活性的产生，以免产生非预期位点的切割，反应体系中的甘油含量应控制在 10% 以下。

2. 当限制酶切识别位点邻近时，可能会导致双酶切不能顺利进行。因此选择的两个酶切位点的位置在质粒 DNA 中不能靠得太近。

3. 选择不同的限制酶进行双酶切时，需要选择适合这两种限制酶进行双酶切的最佳限制酶条件。

4. 不同生产厂家生产的限制酶的反应条件可能不同，由于大多数生产厂家都针对其特定酶制剂对反应条件进行优化，所以应按照产品说明书进行操作。

5. 用于酶切的质粒 DNA 要有较高的纯度，溶液中不能含有 RNA、蛋白质、痕量酚、三氯甲烷、乙醇、EDTA 等内切酶抑制因子，否则会影响酶切效果，但可通过增加酶量、增大反应体积以稀释可能的抑制剂或延长反应时间来加以克服。

6. 酶制剂应不含外切酶等杂酶活性；加入限制酶应在冰浴中进行，酶取用后立即放回低温冰箱中；加酶后应避免剧烈振荡，以免限制酶变性。

【意义】

限制酶是一类存在于细菌中的酶，具有特异性识别和切割 DNA 的能力，是分子生物学实验中常用的工具酶。它可以用于检测 DNA 序列的限制性酶切图谱，进行 DNA 重组与克隆、建立 DNA 指纹库、测序预处理、包装载体构造等。限制酶已成为临床分子生物学诊断技术中的必备工具酶。

【思考题】

1. 什么是黏性末端和平末端？
2. 限制酶在基因工程中有什么作用？

（李雪霞）

实验十七　DNA 片段的回收

【目的】

掌握从琼脂糖凝胶中回收 DNA 片段的原理和方法；熟悉 DNA 吸附柱特异性吸附 DNA 的原理；了解 DNA 片段回收在基因工程中的应用。

【原理】

DNA 分子在琼脂糖凝胶中泳动时产生分子筛效应和电荷效应，使不同分子量大小的线性 DNA 片段在凝胶中产生不同的电泳迁移速率，将大小不同的 DNA 片段在凝胶中分离开。通过和 DNA 分子量标准比较，将目的 DNA 片段从琼脂糖凝胶中切下，可进行后续的回收。

在 NaI 存在的条件下，带有目的 DNA 片段的琼脂糖凝胶在 55℃加热后完全溶解，存在于凝胶中的目的 DNA 片段被释放到溶液中。硅膜上的硅氧烷键（Si-O-Si）可与 DNA 分子中的磷酸基团特异性相互作用，达到高效、特异地吸附 DNA 的目的。因此，将含有 DNA 片段的溶液和硅膜结合后，目的 DNA 片段特异性吸附在硅膜上。最后可用微碱性洗脱液或纯水将结合在硅膜上的 DNA 洗脱出来。

【器材】

紫外凝胶成像仪、高速离心机、微量移液器、1.5ml 离心管、水浴锅、手术刀等。

【试剂】

DNA 凝胶回收试剂盒（包含 DNA 纯化柱、溶胶液、洗涤液、洗脱液）。

【操作步骤】

1. 切胶　限制酶酶切反应后的 DNA 片段进行琼脂糖凝胶电泳，在紫外线灯下观察 DNA 片段，参照 DNA 分子量标准判断 DNA 分子质量，用手术刀切下含有目的大小 DNA 片段的凝胶块。

2. 溶胶　将所切凝胶称重并切碎或捣碎，加入等体积的溶胶液（溶液 I），颠倒混匀。并在 55℃水浴中加热约 5 分钟至胶完全溶解，其间可颠倒混匀 3~4 次，以加速凝胶的溶解。

3. DNA 吸附 将上述溶液加入到 DNA 纯化柱中,室温放置 1 分钟。$16\,000 \times g$ 离心 1 分钟,倒弃收集管内的液体。如溶液较多,单次不能全部装到 DNA 纯化柱中,可分 2~3 次进行该步骤。

4. 洗涤 在 DNA 纯化柱中加入 $500\mu l$ 洗涤液(溶液Ⅱ),室温放置 1 分钟,$16\,000 \times g$ 离心 1 分钟,倒弃收集管内的液体。重复 1 次。

5. 洗脱 将 DNA 纯化柱置于新的 1.5ml 离心管内,加入 $30\mu l$ 洗脱液(溶液Ⅲ)至管内的硅膜中央,室温放置 1~3 分钟。$16\,000 \times g$ 离心 1 分钟,所得液体即为目的 DNA。

【结果讨论】

可通过紫外分光光度计测量所回收 DNA 片段的浓度和纯度,即测量其 A_{260}、A_{280},通过 A_{260} 值计算 DNA 浓度,通过 A_{260}/A_{280} 比值判定 DNA 的纯度。

【注意事项】

1. 融胶时,如果胶碎片较小,3~5 分钟即可完全融化;凝胶碎片较大则需要较长时间,并在胶完全融化后至少再在 55℃ 水浴中加热 2 分钟。

2. 洗脱时,洗脱液由于体积较小,一定要直接加至纯化柱硅膜的中央,使洗脱液完全被硅膜吸收。如果不慎将洗脱液沾在管壁上,需将管壁上的液体甩至硅膜上,以便 DNA 完全与硅膜结合。

【意义】

DNA 片段分离纯化与回收是基因工程操作中一项重要的技术手段,可用于收集特定酶切片段用于基因克隆或制备探针,或回收 PCR 产物用于再次鉴定等。

【思考题】

1. 简述 DNA 片段回收过程中溶液Ⅰ、溶液Ⅱ、溶液Ⅲ的作用。
2. 如何提高 DNA 片段回收过程中的洗脱效率?

(李雪霞)

实验十八 DNA 的重组连接

本实验的目的是掌握黏端连接法和 T-A 克隆连接法的原理;熟悉黏端连接法和 T-A 克隆连接法的操作方法;了解 DNA 片段连接的应用。

一、黏端连接法

【原理】

DNA 片段连接是双链 DNA 上相邻的 3′ 羟基和 5′ 磷酸末端形成磷酸二酯键,从而将两个 DNA 片段连接起来。如果目的 DNA 片段与载体 DNA 片段存在同源黏性末端,则二者黏性末端的碱基可互补配对,DNA 连接酶可使其形成磷酸二酯键连接起来。

黏端连接法得到的重组质粒能够保留结合处的限制酶切位点,可以使用原来的限制性核酸内切酶将插入片段从重组体上完整地重新切割下来。

【器材】

恒温水浴箱、掌上离心机、微量移液器、0.5ml 离心管。

【试剂】

1. 酶切后纯化的质粒 DNA 和目的 DNA 片段（经限制性核酸内切酶酶切并回收的 DNA 片段，来自实验十七 DNA 片段的回收）。

2. T4 噬菌体 DNA 连接酶。

3. 10×T4 噬菌体 DNA 连接酶缓冲液。

【操作步骤】

1. 取酶切后纯化的线性质粒 DNA 50～150ng，适量目的 DNA 片段（线性质粒 DNA 和目的 DNA 片段摩尔数比 1∶3），加入 0.5ml 离心管中，总体积不超过 20μl。

2. 加入 10×T4 噬菌体 DNA 连接酶缓冲液 2.5μl，T4 噬菌体 DNA 连接酶 1μl，最后加入无菌蒸馏水补至 25μl。

3. 置 16℃ 反应过夜（14～16 小时）。

4. 取出离心管，稍加离心，可用于下一步转化实验，如果不立即转化，-20℃ 保存备用。

【结果讨论】

本实验结果为经限制性核酸内切酶酶切的目的 DNA 片段和线性质粒连接成为重组子，是否连接成功形成重组子，可通过重组子的筛选与鉴定实验（方法参照"实验二十 重组子的筛选与鉴定"）进行鉴定。

【注意事项】

1. 在单酶切的黏端连接时，会产生一定数量的载体自身环化分子，导致转化菌中较高的假阳性克隆背景，因此目前多采用双酶切。

2. 连接酶的体积一般不超过总体积的 1/10。

二、T-A 克隆连接法

【原理】

如果目的 DNA 是 PCR 产物，则可使用 T-A 克隆方法连接 DNA。T-A 克隆的原理是利用 *Taq* 酶能在 PCR 产物的 3′ 末端加上一个非模板依赖的 A，而 T 载体是一种带有 3′ T 突出端的载体，在 DNA 连接酶的作用下，通过 T-A 配对进行连接，可以快速把 PCR 产物插入连接到 T 载体中，可用于 PCR 产物的克隆和测序。

【器材】

恒温水浴箱、掌上离心机、微量移液器、0.5ml 离心管。

【试剂】

1. PCR 产物（目的 DNA 片段）。

2. pMD18-T 试剂盒（包括 pMD18-T 载体和连接酶液 Solution I）。

【操作步骤】

1. 取 0.5ml 离心管，加入 1μl pMD18-T、1μl PCR 产物、3μl 去离子水、5μl Solution I，总体积 10μl。如需要可适当增加 PCR 产物体积，PCR 产物体积和去离子水合计 4μl 即可。

2. 置 16℃ 连接反应 60 分钟。

71

3. 取出离心管,稍加离心,可用于下一步转化实验,如果不立即转化,-20℃保存备用。

【结果讨论】

本实验结果为 PCR 产物片段和 pMD18-T 载体连接成为重组子,是否连接成功形成重组子,可通过重组子的筛选与鉴定实验(方法参照"实验二十 重组子的筛选与鉴定")进行鉴定。

【注意事项】

1. Solution I 需于冰上融解,避免温度变化过快对溶液中成分造成影响。

2. 克隆连接时使用的 PCR 产物尽量进行切胶回收纯化,因为 PCR 产物中的短片段 DNA、残存引物等杂质会影响 T-A 克隆的效率。

3. pMD18-T 载体与 PCR 产物的摩尔比为 1:2~1:10。

4. 连接效率偏低时,可适当延长时间至数小时。

【意义】

将目的 DNA 片段和载体 DNA 相连接是 DNA 重组技术的核心步骤之一。常用的连接酶有 T4 噬菌体 DNA 连接酶和大肠埃希菌 DNA 连接酶。载体是携带外源基因进入受体细胞的工具。常用的载体包括细菌质粒、噬菌体和动植物病毒。T-A 克隆提高了载体与 PCR 产物之间的连接效率,使操作更为简便。

通过本实验获得重组子后,可进一步通过转化或转染实验将重组子导入受体细胞,进行 DNA 片段的功能研究。本实验在研究基因功能、转基因技术应用、基因治疗、基因诊断、基因编辑、遗传育种等方面均具有重要意义。

【思考题】

1. 简述 DNA 连接酶的作用,并列举两种常用的 DNA 连接酶。

2. 简述 T-A 克隆连接的原理。

（李江滨）

实验十九 感受态细胞的制备及重组子转化

【目的】

掌握感受态细胞的制备及重组子转化的原理;熟悉 CaCl_2 法制备感受态细胞及重组子转化的操作方法;了解重组子转化的应用。

【原理】

常态的细菌细胞很难接受外源重组 DNA 分子,经过一些特殊处理后,可以使细胞膜通透性发生变化,容易吸收外源 DNA,称为感受态细胞(competent cell)。常用的处理方法有两种。一种是电穿孔转化法,利用高压电脉冲在细菌细胞膜上进行电穿孔,形成可逆的瞬间通道,促进外源 DNA 的有效吸收。另一种方法是化学转化法,最经典的是 CaCl_2 法,即用低温(0℃)和 CaCl_2 低渗溶液处理细胞,使之处于感受态。CaCl_2 法常用于批量制备感受态细胞,操作简便、重复性好,适用于大多数大肠埃希菌菌株。

本实验以 CaCl_2 法为例,介绍感受态细胞的制备及重组子转化。将细菌置于 0℃、低渗

CaCl₂溶液中，细胞膜通透性增强，菌体膨胀成球形。外源 DNA 与 Ca²⁺形成抗 DNase 的羟基-钙磷酸复合物黏附于细胞表面，再经42℃短暂的热冲击处理(热休克)后能促进细胞吸收外源 DNA 复合物，然后在培养基上生长1小时左右，球状菌细胞复原，转化子中的抗性基因得以表达，随后将菌液涂布于含相应抗生素的选择性培养基上，转化子可增殖成单个细菌克隆。

pET32a、pUC、pMD18-T、pBV221 等质粒具有氨苄西林(Amp)抗性，转化了这些质粒以及重组质粒的大肠埃希菌宿主可以在含有 Amp 的培养基上生长，而非转化子则不能在含有 Amp 的培养基上生长。

【器材】

恒温培养箱、恒温摇床、分光光度计、高速离心机、制冰机、超净工作台、高压灭菌锅、微量移液器、培养皿(直径90mm)、1.5ml 离心管、0.22μm 滤膜、冰盒、酒精灯、涂布棒。

【试剂】

1. **LB 液体培养基** 胰蛋白胨10g，酵母提取物5g，NaCl 10g，加去离子水800ml，搅拌使其完全溶解，用5mol/L NaOH 调节 pH 至7.4，加入去离子水至总体积为1 000ml，高压灭菌20分钟。

2. **LB 固体培养基** 试剂1高压灭菌前加入琼脂15g，高压后待溶液冷却至约60℃(不烫手背)时倒入培养皿冷却至固体，直径90mm 的培养皿约倒入25ml 培养基。

3. **100mg/ml 氨苄西林(Amp)** 用无菌水配制并过滤除菌(0.22μm)，滤液于−20℃贮存。

4. **含 Amp 的 LB 固体培养基** 配方同试剂2，高压灭菌后，冷却至60℃左右加入氨苄西林，终浓度为50～100μg/ml。培养基加入抗生素后立即倒入培养皿冷却至固体。

5. **2mol/L MgCl₂** 在90ml 去离子水中溶解19g MgCl₂，加去离子水至体积为100ml，103.4kPa 高压灭菌20分钟。

6. **1mol/L 葡萄糖** 在90ml 去离子水中溶解18g 葡萄糖，完全溶解后，加去离子水至总体积为100ml。然后用0.22μm 滤膜过滤除菌。

7. **250mmol/L KCl。**

8. **5mol/L NaOH。**

9. **SOC 培养基** 胰蛋白胨20g，酵母提取物5g，NaCl 0.5g，加去离子水至800ml，搅拌使其溶解，再加入250mmol/L KCl 溶液10ml，用5mol/L NaOH(约0.2ml)调节 pH 至7.4，然后加入去离子水至1 000ml。高压灭菌20分钟，冷却至60℃以下，再加入除菌后的1mol/L葡萄糖溶液20ml。此溶液在使用前加入灭菌的2mol/L MgCl₂溶液5ml。

10. **1mol/L CaCl₂** 在200ml 去离子水中溶解54g CaCl₂·6H₂O，用0.22μm 滤膜过滤除菌，分装成每小份10ml，贮存于−20℃。

11. **0.1mol/L CaCl₂** 制备感受态细胞时，取出1mol/L CaCl₂一小份解冻并用去离子水稀释至100ml，用0.22μm 的滤膜过滤除菌，然后骤冷至0℃。

12. **50% 灭菌甘油** 高压灭菌后贮存于4℃备用。

13. **受体菌** 大肠埃希菌 DH5α。

14. **已知含 Ampʳ 质粒。**

15. **连接产物** 用含 Ampʳ 的已知质粒和目的 DNA 片段连接而成的重组质粒产物，可来自"实验十八 DNA 的重组连接"或购买。

73

【操作步骤】

1. 感受态细胞的制备（CaCl₂法）

（1）受体菌的培养：将冷冻保存的受体菌在 LB 平板上划线，37℃培养 16～20 小时，然后从 LB 平板上挑取 2～3mm 大小的单菌落接种于 1ml LB 液体培养基中，37℃振摇培养过夜。次日，取上述菌液 200～300μl 转入 50ml LB 液体培养基中，37℃振荡培养 2.5～3 小时（旋转摇床，300r/min），使细胞的浓度达 $5×10^7$ 个 /ml，此时细菌的 A_{600} 一般在 0.2～0.4（为对数生长期或对数生长前期）。

（2）制备感受态细胞：将上述培养的菌液 50ml 转移到 50ml 离心管中，冰浴 10 分钟，然后 4℃下 4 000r/min 离心 10 分钟，弃上清液。加入 10ml 冰预冷的 0.1mol/L CaCl₂ 溶液重悬细胞，冰浴 15 分钟，4℃下 4 000r/min 离心 10 分钟，弃上清液。加入 2ml 冰预冷的 0.1mol/L CaCl₂ 溶液重悬细胞，制备成感受态细胞。

若不立即转化，在上一步所得感受态细胞悬液中加入 0.5ml 50% 灭菌甘油（甘油终浓度 10%），混匀，按每份 200μl 分装在无菌离心管中，置 -80℃冻存。

2. 转化 按表 2-15 加样。

表 2-15 感受态细胞转化

试剂	实验管 /μl	阳性对照管 /μl	阴性对照管 /μl
感受态细胞	100	100	100
连接产物（100～500ng）	10	—	—
质粒（10ng）	—	10	—
无菌水	—	—	10

轻轻摇匀，冰浴 30 分钟，42℃处理 90 秒后迅速置冰浴 2 分钟。每管加入 SOC 培养基 800μl，37℃振摇培养 45～90 分钟。每管取 100～200μl 菌液，分别涂布于含 Amp 的 LB 固体培养基上。室温下正置 20～30 分钟，待溶液被琼脂吸收后，倒置平板于 37℃培养 12～16 小时。

【结果讨论】

1. 成功转化的实验结果 实验管平板有大量菌落生长；阳性对照管平板也有大量菌落生长；阴性对照管平板无细菌生长。

2. 质粒鉴定 如需对成功转化的细菌进一步鉴定其所含质粒是否为重组质粒，可将菌落接种于 5ml LB（含 100μg/ml Amp）液体培养基中，37℃摇床培养 8～12 小时，提取质粒，进行质粒鉴定实验（参照"实验三 质粒 DNA 的提取与纯化"和"实验十六 DNA 的限制性核酸内切酶酶切反应"）。

3. 转化率 是指 1μg 载体经转化后形成的转化子个数。实验管在含抗生素的平板上长出的菌落即转化子。CaCl₂ 法转化率一般能达 $5×10^6$～$2×10^7$ 转化子 / 微克质粒 DNA，可以满足一般的基因克隆实验。

$$转化子总数 = 菌落数 × 稀释倍数 × 转化反应原液体积 / 涂菌液体积$$
$$转化率 = 转化子总数 / 质粒 DNA 加入量（μg）$$

【注意事项】

1. 受体菌的培养 贮存的菌株应保存在 -80℃。不要使用储存在 4℃ 的培养菌液，否则效果欠佳。致敏前的受体菌应处于对数生长期。转化时菌浓度应不超过 10^7 个 /ml。建议培养时间不能过长（通常 12~16 小时）。如果培养时间延长，应适当增加氨苄西林浓度。

2. CaCl₂ 的应用 感受态细胞制备过程中，当加入 $CaCl_2$ 处理后，既要保证充分分散细胞于悬浮液中，又要防止膨胀为球形的细胞破裂，手法要温和。为了提高转化率，最好将配制好的 0.1mol/L $CaCl_2$ 致敏缓冲液避光贮存于 4℃ 冰箱。$CaCl_2$ 须为分析纯。

3. 质粒的质量与浓度 用于转化的质粒 DNA 应主要是共价闭环 DNA（即 cccDNA，又称超螺旋 DNA），转化率与外源 DNA 的浓度在一定范围内成正比，但当加入的外源 DNA 量过多或体积过大时，会使转化率下降。随质粒分子量的增大，其转化效率会相应地降低。当质粒在 4.0~7.3kb 时，所得转化率基本一致，可以满足常规的基因克隆和文库构建的需要。环状 DNA 分子比线性 DNA 分子的转化率高 1 000 倍左右。

4. 转化的操作 整个操作过程应在洁净的环境中进行，凡涉及溶液的移取、分装等须敞开实验器皿的步骤，均应在无菌超净台中进行，以防污染。

5. 培养 时间不宜过久，平板上出现清晰可见的单菌落时就终止培养。

【意义】

目的基因和载体在体外连接形成重组 DNA 分子后，需要被导入受体细胞进行繁殖和表达。重组 DNA 分子可通过转化、转染等不同途径导入相应宿主细胞。转化（transformation）是指质粒 DNA 或以其为载体构建的重组分子导入适宜的宿主细胞的过程。转染（transfection）是指噬菌体、病毒或以其为载体构建的重组分子导入宿主细胞的过程。转化实验的效率高低与成败直接影响后续实验，是重组技术中关键的一环。

【思考题】

1. 简述电穿孔转化法和 $CaCl_2$ 法制备感受态细胞的原理。

2. 简述感受态细胞转化实验中，以下几步操作的意义：①实验管 42℃ 90 秒；②实验管冰浴 2 分钟；③实验管 37℃ 振摇培养 45~90 分钟；④筛选培养皿室温下正置 20~30 分钟；⑤筛选培养皿 37℃ 倒置培养 12~16 小时。

（李江滨）

实验二十　重组子的筛选与鉴定

【目的】

掌握重组子不同遗传表型筛选法的原理；熟悉限制性核酸内切酶酶切分析法、PCR 检测法筛选与鉴定重组子的操作方法；了解核酸分子杂交检测法、DNA 序列测定法等其他重组子筛选与鉴定方法的特点。

本实验主要介绍 α 互补法、PCR 检测法、限制性核酸内切酶酶切分析法，其他鉴定方法如核酸分子杂交法、DNA 序列测定法、抗生素筛选法等分别参照"实验八　DNA 分子杂交""实验十二　双脱氧链终止测序法""实验十九　感受态细胞的制备及重组子转化"等相关实验内容。

一、α互补法

【原理】

适用于含有 β- 半乳糖苷酶基因(*LacZ*)的载体,如 pUC 系列、pGEM-3Z 等载体。其原理是载体含有 *LacZ* 的调控序列和 N 端 146 个氨基酸残基的编码信息。在这个编码区中插入了一个多克隆位点,但它并不破坏阅读框,也不影响功能。这种载体适用于可编码 β- 半乳糖苷酶 C 端部分序列的宿主细胞。虽然载体和宿主细胞编码的片段各自都没有酶活性,但它们可以融为一体,形成具有酶活性的蛋白质。这种 *LacZ* 基因上缺失近操纵基因区段的突变体与带有完整的近操纵基因区段的 β- 半乳糖苷酶阴性的突变体之间的互补现象叫 α 互补。由 α 互补而产生的 Lac$^+$ 细菌易于识别,因为它们在呈色底物 5- 溴 -4- 氯 -3- 吲哚 -β-D- 半乳糖苷(5-bromo-4-chloro-3-indolyl-β-D-galactopyranoside,X-gal)存在下形成蓝色菌落。因此,带有非重组质粒的菌落为蓝色。在重组质粒中,当外源 DNA 插入到质粒的多克隆位点后,导致产生无 α 互补能力的氨基片段,因此,带有重组质粒的细菌形成白色菌落。通过呈蓝色或白色菌落即可识别带有重组质粒的细菌,该方法也称为蓝白斑筛选法。

【器材】

超净工作台、恒温摇床、微量移液器、培养皿(直径 90mm)、0.5ml 离心管、接种棒。

【试剂】

1. 20mg/ml X-gal 将 20mg X-gal 溶于 1ml 二甲基甲酰胺中,装有 X-gal 溶液的试管需用铝箔封裹以防因受光照而被破坏,并应贮存于 −20℃。

2. 200mg/ml 异丙基硫代 -β-D- 半乳糖苷(isopropyl-β-D-thiogalactoside,IPTG) 将 1g IPTG 溶于 4ml 去离子水中,定容至 5ml,用 0.22μm 过滤器除菌,分装成 1ml/ 小份,−20℃ 保存备用。

3. 含 Amp 的 LB 固体培养基 LB 固体培养基高压灭菌后,冷却至 60℃ 左右,加入终浓度为 50~100μg/ml 的氨苄西林。培养基加入抗生素后立即倒入培养皿冷却至固体。

【操作步骤】

1. 于含 Amp 的 LB 固体培养基表面加 X-gal 40μl 和 IPTG 4μl,并用无菌玻璃涂布器将试剂均匀涂布于整个平板表面。置 37℃ 1 小时直至所有液体消失。

2. 将 100~200μl 转化的菌液涂布于平板表面,置 37℃ 培养箱 20~30 分钟后,倒置平板继续培养 12~16 小时。

3. 培养终止后,将平板置 4℃ 1~4 小时,使蓝色充分显现。带有 β- 半乳糖苷酶活性蛋白的菌落中间为淡蓝色,外周为深蓝色。白色菌落偶尔也在中央出现一个淡蓝色斑点,但其外周无色。

【结果讨论】

本实验结合抗生素筛选法实验,未转化的细菌不具有 Amp 抗性不生长菌落,转化了未重组质粒(空载体)的细菌生长出蓝色菌落,转化了重组质粒的细菌生长出白色菌落。

如需对成功转化的细菌进一步鉴定其所含质粒是否为重组质粒,可扩增、提取质粒,进行质粒鉴定实验(参照"实验三 质粒DNA的提取与纯化"和"实验十六 DNA的限制性核酸内切酶酶切反应")。

【注意事项】

1. 在含有X-gal和IPTG的筛选培养基上,携带空载体DNA的转化子为蓝色菌落,白色菌落是携带外源插入片段的重组质粒转化子。

2. 为使蓝色菌落显色更明显,一般在终止培养后再于4℃冰箱放置3~4小时,效果更好。

二、PCR检测法

【原理】

PCR鉴定重组子有两种策略:①以载体克隆位点两侧存在的恒定序列,如M13(-47)、M13(-48)、T7和SP6等设计引物,PCR扩增得到PCR产物(含插入片段);②有时插入片段本身就是PCR产物,利用已设计好的引物,对所挑选的菌落中的质粒进行PCR扩增,以鉴定是否有预期大小的插入片段。本实验pMD18-T载体多克隆位点两侧有M13(-47)和RV-M固定序列,以这两条引物进行PCR扩增来鉴定构建好的pMD18-T/DNA重组质粒是否含有预期750bp大小的目的DNA片段。

【器材】

PCR扩增仪、凝胶成像分析系统、0.2ml离心管、1.5ml离心管、微量移液器、电泳槽、电泳仪、离心机、紫外分光光度计、紫外线灯、漩涡混匀器、微波炉或电炉。

【试剂】

1. M13(-47)引物序列 5′-GACTGGTTCCAATTGACAAGC-3′。

2. RV-M引物序列 5′-GAGCGGATAACAATTTCACACAGG-3′。

3. DNA分子量标准品。

4. 2×*Taq*Man PCR Master Mix 含*Taq* DNA聚合酶、dNTPs、$MgCl_2$、PCR反应缓冲液。

5. 6×上样缓冲液。

6. 琼脂糖(电泳级)。

7. 50×TAE缓冲液 在800ml蒸馏水中加入Tris碱242g,搅拌使其溶解,然后加入57.1ml冰乙酸、100ml 0.5mol/L EDTA(pH 8.0),搅拌完全后,蒸馏水定容至1 000ml,室温保存。工作液为1×TAE缓冲液。

8. GelRed核酸染料(10 000×) 配制琼脂糖凝胶时,每50ml琼脂糖溶液中加入5μl GelRed核酸染料。

【操作步骤】

1. 质粒DNA的提取 参照"实验三 质粒DNA的提取与纯化"。

2. PCR反应的条件 每25μl反应体系中含质粒DNA 0.2~0.5μg,25pmol/L上游引物1μl,25pmol/L下游引物1μl,2×*Taq*Man PCR Master Mix 12.5μl,最后用无菌双蒸馏水补至总体积25μl。PCR反应条件:94℃变性5分钟→94℃变性30秒→55℃退火30秒→72℃延伸1分钟,循环35次,最后72℃再延伸5分钟。

3. PCR扩增产物鉴定 取PCR产物10μl,加入6×上样缓冲液2μl,并加入5μl DNA

分子量标准品,电泳缓冲液为1×TAE,在20g/L的琼脂糖凝胶上以5V/cm电泳30分钟。在紫外线灯下初步观察有无特异性条带出现。

【结果讨论】

在紫外线灯下观察到750bp特异性条带,表明750bp片段已插入pMD18-T,若只观察到158bp的条带,表明750bp片段未插入到pMD18-T,重组失败(图2-17)。

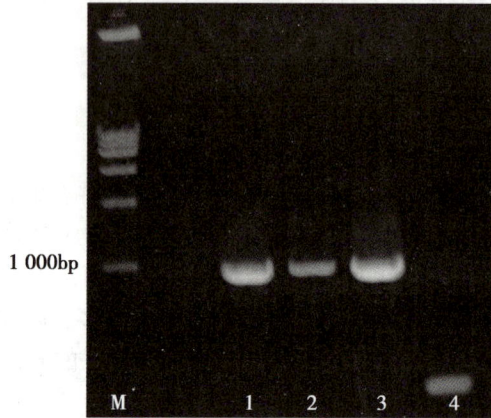

图2-17 PCR扩增产物电泳结果
M. DNA分子量标准;1~3. 重组体;4. 非重组体。

【注意事项】

1. PCR实验应设阴性对照。

2. 多份样品同时扩增时,可配制总的反应混合液,并分装于PCR管中,然后再在各管中分别加入模板。

3. 操作时应戴手套,配制反应体系和加模板时应分别使用专用的移液器,所有耗材使用前必须经高压灭菌,用后按规定处理并丢弃在指定区域。

三、限制性核酸内切酶酶切分析法

【原理】

采用限制性核酸内切酶法不仅可以进一步筛选鉴定重组子,而且能够判断外源DNA的插入方向及分子质量大小。下面以 EcoR I 和 Hind III 双酶切 pMD18-T/ 目的基因(750bp)重组质粒为例,介绍限制性核酸内切酶法鉴定重组子的原理。图2-18为pMD18-T/DNA重组子,插入的目的基因片段为750bp。有时还需要鉴定插入基因片段的方向,一般要选择载体上某位置酶切位点和插入基因片段中某位置酶切位点进行双酶切,根据是否得到预期大小的DNA基因片段来确定插入方向是否正确。如图2-18中,可以选择 Sac I 和 Pst I 进行双酶切。

【器材】

台式离心机、恒温培养箱、水平式凝胶电泳槽、稳压稳流电泳仪、紫外透射仪、凝胶成像系统、微量移液器、0.5ml离心管。

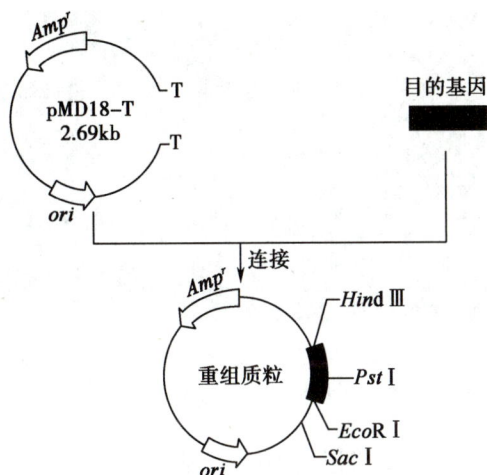

图 2-18　pMD18-T/DNA 重组子

【试剂】

1. 提取的质粒 DNA(0.2mg/ml)。

2. 限制性核酸内切酶(*Eco*R I、*Hind*Ⅲ)　购买试剂公司的产品。

3. 10×限制酶缓冲液　在购买限制性核酸内切酶时配套。

4. 琼脂糖(电泳级)。

5. 50×TAE 缓冲液　在 800ml 蒸馏水中加入 Tris 碱 242g,搅拌使其溶解,然后加入 57.1ml 冰乙酸、100ml 的 0.5mol/L EDTA(pH 8.0),搅拌完全后,蒸馏水定容至 1 000ml,室温保存。1×TAE 缓冲液,取 20ml 50×TAE 缓冲液,用蒸馏水定容至 1 000ml。

6. DNA 分子量标准品。

7. GelRed 核酸染料(10 000×)　配制琼脂糖凝胶时,每 50ml 琼脂糖溶液中加入 5μl GelRed 核酸染料。

【操作步骤】

1. 提取质粒　培养经过初筛的转化菌,小量提取重组质粒,方法参照"实验三 质粒 DNA 的提取与纯化"。

2. 限制性核酸内切酶酶切分析　取 10μl 重组质粒 DNA,10×限制酶缓冲液 2μl,*Hind*Ⅲ 酶 1μl,*Eco*R I 酶 1μl,灭菌蒸馏水 6μl,混匀,稍加离心,37℃温育 4 小时以上。

3. 琼脂糖凝胶电泳分离　酶切结束后,吸取上述酶切液 10μl,加入 2μl 6×上样缓冲液,混合后上样,并加样 5μl DNA 分子量标准品,电泳缓冲液为 1×TAE,进行 10g/L 琼脂糖凝胶电泳,5V/cm 电泳 30 分钟。

4. 紫外线灯下观察结果。

【结果讨论】

1. 用 *Eco*R I 和 *Hind*Ⅲ 双酶切重组体后观察到预期 750bp 大小的基因片段,说明目的基因插入 pMD18-T 载体(图 2-19)。

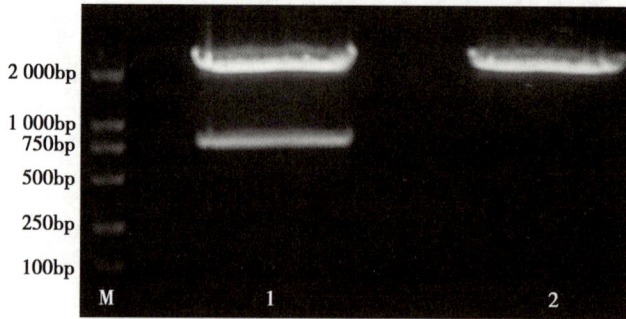

图2-19　质粒 pMD18-T/DNA(*Eco*R I 和 *Hind* III)双酶切鉴定
M. DNA 分子量标准；1. 重组体；2. 空载体。

2. 这种方法只能鉴定是否有预期大小的目的基因插入载体，但不能确定插入方向。要想鉴定插入基因片段的方向，还须选择载体上某一酶切位点和插入的目的基因片段上某一酶切位点进一步酶切鉴定。

【注意事项】

1. 实验要设立空载体对照。

2. 每种限制酶都有其最佳反应条件，应严格遵照产品说明书操作。

3. 用于酶切的质粒 DNA 纯度要高，溶液中不能含有痕量酚、三氯甲烷、乙醇、EDTA 等内切酶抑制因子，否则会导致 DNA 切割不完全。

4. 应选用高质量的酶制剂，使之不含外切酶等杂酶活性；加酶步骤要在冰浴中进行，且加酶操作应迅速，用后立即放回低温冰箱中；加酶后应避免剧烈振荡，否则易使限制酶变性。

5. 大多数限制酶的反应温度为37℃，少数酶较特殊，须根据具体情况选择。

6. 酶切反应后，若不需进行进一步酶学反应，加 EDTA 灭活限制酶；若仍需进行下一步反应（如连接、限制性酶切等），可采用 65℃ 保温 20 分钟，方法简单，但对某些酶灭活不彻底。

7. 整个操作必须严谨，所用物品需高压灭菌，吸液要准确，避免交叉污染。

【意义】

重组质粒转化宿主细胞后，需对转化子进行筛选鉴定，以筛选出含有正确插入方向的重组体。筛选方法的选择与设计主要依据载体、目的基因、受体三者的不同遗传与分子生物学特性来进行。目前主要的鉴定方法有：根据载体选择标记的遗传表型直接筛选法（抗生素筛选、α 互补、插入失活等），依赖于重组结构特征分析的筛选法（限制性核酸内切酶酶切分析法、PCR 检测法），核酸分子杂交检测法（Southern blotting、Northern blotting、菌落原位杂交等），DNA 序列测定法等。遗传表型直接筛选法、PCR 检测法、菌落原位杂交法仅能筛选出有无插入基因片段的重组质粒，属粗鉴定方法；如果确定有无符合克隆目的并有正确插入方向的重组质粒，则必须进行限制性核酸内切酶酶切分析、核酸杂交、DNA 序列测定等，这些方法属于精细鉴定方法。

【思考题】

1. 简述抗生素筛选法和 α 互补法筛选重组质粒的原理。

2. 比较 PCR 检测法和限制性核酸内切酶酶切分析法鉴定重组质粒的异同。

（李江滨）

第六节 蛋白质组学研究技术

蛋白质组学是从整体水平对细胞或组织内蛋白质组进行研究的科学。蛋白质组学研究技术包括整体的、高分辨率的蛋白质分离技术和高通量的鉴定技术，最后根据得到的数据信息，利用先进的计算机和网络技术建立蛋白质组数据库。双向聚丙烯酰胺凝胶电泳技术与蛋白质印迹技术是常用的蛋白质鉴定技术。

实验二十一　双向凝胶电泳技术

【目的】

掌握双向凝胶电泳的原理和方法；熟悉双向凝胶电泳各种试剂的作用；了解双向凝胶电泳的应用。

【原理】

双向凝胶电泳（two-dimensional electrophoresis，2-DE）的基本原理是利用蛋白质的等电点（pI）和分子量（Mr）不同而分离蛋白质：第一向电泳等电聚焦（IFE）根据蛋白质的等电点不同将蛋白质分离，第二向电泳十二烷基硫酸钠 - 聚丙烯酰胺凝胶电泳（sodium dodecyl sulfate-polyacrylamide gel electrophoresis，SDS-PAGE）利用蛋白质的分子量大小不同将蛋白质分离。双向凝胶电泳一次可以从细胞、组织或其他生物样本中分离上千种蛋白质，凝胶上的斑点都对应着样品中的蛋白质，且各种蛋白质的等电点、分子量和含量的信息都能通过质谱鉴定和软件分析获得。近年来经过多方面改进，2-DE 已成为目前常用的并且是唯一一种能够连续在同一块胶上分离数千种蛋白质的方法。2-DE 与质谱技术和生物信息学技术联合，在很大程度上提高了蛋白质分析的分辨率和精确度，是蛋白质组研究中的核心技术之一。

双向凝胶电泳中样品经过电荷和质量两次分离后，得到等电点和分子量等信息，电泳的结果不是带而是点。分离后的蛋白质点经显色后才能被鉴定。常用的非放射性染色方法中最灵敏的为银染法，其灵敏度可达到 1ng 甚至更低；其次是荧光染色以及铜染、锌 - 咪唑负性染色、考马斯亮蓝染色等，其中考马斯亮蓝染色灵敏度为 50～100ng。由于银染凝胶的质谱鉴定较困难，附着在凝胶基质上的肽片段胶内提取效率较低，因此大多数实验室用银染寻找差异蛋白质点，再加大上样量，进行考马斯亮蓝染色，结合胶内酶切提取鉴定蛋白质。

【器材】

固相 pH 梯度（immobilized pH gradient，IPG）预制胶条（pH 3～10，18cm）、水化盘、聚焦盘、胶条槽、平口镊子、矿物油、滤纸、摇床、灌胶槽、高压电泳仪、等电聚焦电泳槽、垂直板电泳槽、玻璃板、细胞、低温高速离心机、磁力搅拌器、移液器、薄尺、光密度扫描仪、双向凝胶电泳图谱的分析软件。

【试剂】

1. **IPG 缓冲液** pH 3.0～10.0,可直接购买。

2. **样品裂解缓冲液** 含 8mol/L 尿素、4% 3-[3-(胆酰胺丙基)二甲氨基]-1- 丙磺酸内盐（CHAPS）、40mmol/L 二硫苏糖醇（DTT）和 2% 两性电解质载体。取 12.0g 尿素、1.0g CHAPS、500μl 两性电解质载体和 154mg DTT,用蒸馏水定容至 25ml。临用前加入苯甲基磺酰氟（PMSF）溶液。

3. **1% 溴酚蓝溶液** 100mg 溴酚蓝溶于 10ml 蒸馏水中。4℃保存。

4. **水化溶液** 含 8mol/L 尿素、2% CHAPS 或 NP-40、2% IPG 缓冲液或两性电解质载体、0.28%DTT 和 0.000 2% 溴酚蓝。取 12g 尿素、0.5g CHAPS、500μl 两性电解质载体或 IPG 缓冲液、70mg DTT（临用前加）和 50μl 1% 溴酚蓝溶液,用蒸馏水定容至 25ml。

5. **平衡缓冲液 I** 含 50mmol/L Tris-Cl(pH 8.8)、6mol/L 尿素、30% 甘油、2% SDS、0.002% 溴酚蓝和 1% DTT。取 1.211g Tris、72.1g 尿素、60g 甘油、4g SDS 和 400μl 1% 溴酚蓝溶液,用蒸馏水定容至 200ml。使用前加入 1% DTT。

6. **平衡缓冲液 II** 含 50mmol/L Tris-Cl(pH 8.8)、6mol/L 尿素、30% 甘油、2% SDS 和 0.002% 溴酚蓝。使用前加入 5% 碘乙酰胺。

7. **30% 丙烯酰胺贮液** 称取 14.55g 丙烯酰胺（Acr）、0.45gN,N′- 亚甲双丙烯酰胺（Bis）,先加少量超纯水溶解后,加超纯水至 50ml,过滤,4℃棕色瓶保存。

8. **10% 过硫酸铵** 称取 0.1g 过硫酸铵溶于 1ml 超纯水中,在 4℃冰箱中可保存 3～4 周。

9. **10% SDS** 称取 10g SDS 溶于 100ml 超纯水中,室温保存。

10. **四甲基乙二胺（TEMED）**。

11. **电泳缓冲液** 含 0.1% SDS、0.19mol/L 甘氨酸和 0.025mol/L Tris。称取 3.0g Tris、14.4g 甘氨酸、1g SDS,用超纯水定容至 1 000ml。

12. **琼脂糖封胶液（25mmol/L Tris,192mmol/L 甘氨酸,0.1% SDS,0.5% 琼脂糖,0.002% 溴酚蓝）** 取 0.5g 琼脂糖、200μl 1% 溴酚蓝溶液,用电泳缓冲液定容至 100ml。

13. **固定液（10% 三氯乙酸）** 称取 10g 三氯乙酸,加蒸馏水定容到 100ml。

14. **染色液（0.25% 考马斯亮蓝 R-250 染色液）** 称取考马斯亮蓝 R-250 2.5g、甲醇 450ml、冰乙酸 100ml、蒸馏水 450ml,过滤后使用。

15. **脱色液** 甲醇 400ml,冰乙酸 100ml,蒸馏水 500ml。

【操作步骤】

双向凝胶电泳技术主要包括 4 步:①样品的制备;②等电聚焦;③SDS-PAGE;④染色和分析结果。

1. 样品的制备（蛋白提取）

(1) 消化、收集细胞,PBS 漂洗 3 次(1 000×g 离心 5 分钟),弃上清液,再次离心,去尽残液。

(2) 加入样品裂解缓冲液(1×10⁷ 个细胞大约加入 100μl 裂解液),50μg/ml RNase 及 200μg/ml DNase,在 4℃放置 15 分钟。

(3) 4℃ 40 000×g 离心 1 小时以去除不溶的细胞碎片和 DNA。

(4) 吸取上清并用 Bradford 法定量蛋白,分装后 -80℃保存备用。

2. IPG 干胶条的再水化(重泡胀)、等电聚焦

(1)从冰箱中取出 −20℃冷冻保存的 IPG 胶条(18cm, pH 3.0～10.0),室温中放置 10 分钟。

(2)沿着聚焦盘或水化盘中槽的边缘自左而右线性加入适量样品。在槽两端各 1cm 左右不要加样,中间的样品液一定要连贯。注意:不要产生气泡,否则影响胶条中蛋白质的分布。

(3)当所有的蛋白质样品都已经加入聚焦盘或水化盘中后,用镊子从酸性端(标有 + 端)一侧轻轻地剥去 IPG 胶条的保护膜。

(4)用镊子夹住 IPG 胶条碱性端,胶面朝下,使得 IPG 胶条酸性端朝胶条槽的尖端方向放入胶条槽中,慢慢下压胶条并前后移动,避免生成气泡,最后放下 IPG 胶条平端(阴极),使水化液浸湿整个胶条,并确保胶条的两端与槽两端的电极接触。

(5)放置 30～45 分钟使大部分样品被胶条吸收,在 IPG 胶条上覆盖适量矿物油,防止胶条水化过程中液体的蒸发。需缓慢加入矿物油,沿着胶条,使矿物油一滴一滴慢慢加在塑料支撑膜上。

(6)对好正、负极,盖上盖子。设置等电聚焦程序:IPG 胶条水化的电压、温度和时间;等电聚焦电泳时的梯度电压和温度。

在计算机软件中设置操作参数:水化上样分为被动上样和主动上样。上样后即可进行 IFE 电泳。注意每种胶条最大电流不能超过 50μA。一般是 30V 电压水化 12 小时,然后 200V、500V、1 000V 各 1 小时,最后用 8 000V 电压电泳至结束。

(7)聚焦结束的胶条平衡后,立即进行第二向 SDS-PAGE 电泳,如无法及时进行,则将胶条置于样品水化盘中,−20℃冰箱保存,电泳前取出胶条,室温放置 10 分钟,使其溶解。

3. IPG 胶条的平衡

(1)将聚焦好的胶条胶面朝上放在一份干的厚滤纸上。将另一份厚滤纸用超纯水浸湿,挤去多余水分,然后直接置于胶条上,轻轻吸干胶条上的矿物油及多余样品。这样可以减少凝胶染色时出现的纵条纹。

(2)将胶条转移至溶胀盘中,加入 5ml 胶条平衡缓冲液 I。将样品水化盘放在水平摇床上缓慢摇晃 15 分钟。

(3)第一次平衡结束后,彻底倒掉或吸掉样品水化盘中的胶条平衡缓冲液 I,并用滤纸吸取多余的平衡液(将胶条竖在滤纸上,以免损失蛋白或损坏凝胶表面)。再加入胶条平衡缓冲液 II,继续在水平摇床上缓慢摇晃 15 分钟。

4. SDS-PAGE

(1)配制 12% 丙烯酰胺凝胶,上部留 1cm 的空间,用超纯水、乙醇或水饱和正丁醇封胶,保持胶面平整。聚合 30 分钟。一般凝胶与上方液体分层后,表明凝胶已基本聚合。12% 分离胶配方见表 2-16。

(2)待凝胶凝固后,倒去分离胶表面的超纯水、乙醇或水饱和正丁醇,用超纯水冲洗。

(3)用滤纸吸去 SDS-PAGE 聚丙烯酰胺凝胶上方玻璃板间多余的液体。将处理好的第二向凝胶放在桌面上,长玻璃板在下,短玻璃板在上,凝胶的顶部对着操作者。

(4)第二次平衡结束后,彻底倒掉或吸掉样品水化盘中的胶条平衡缓冲液 II,并用滤纸吸取多余的平衡液(将胶条横向放在滤纸上,以免损失蛋白或损坏凝胶表面)。

(5)将 IPG 胶条从样品水化盘中移出,用镊子夹住胶条的一端使胶面完全浸没在电泳缓冲液中漂洗数次,然后将胶条胶面朝上放在凝胶的长玻璃板上。

表2-16 12%分离胶配方

试剂	体积
30% 丙烯酰胺储液	66.7ml
1.5mol/L Tris-Cl 缓冲液	40ml
10% SDS	1.6ml
10% AP	1.6ml
TEMED	35μl
去离子水（ddH$_2$O）	50.1ml
共计	160ml

（6）将放有胶条的 SDS-PAGE 凝胶转移到灌胶架上，短玻璃板一面对着自己。用一薄尺轻轻地将胶条向下推，使整个胶条下部边缘与聚丙烯酰胺凝胶胶面完全接触。注意不要在胶条下方产生任何气泡。

（7）最后加入低熔点琼脂糖封胶液封顶，待低熔点琼脂糖封胶液完全凝固后，将凝胶转移至电泳槽中。

（8）在电泳槽中加入电泳缓冲液后，接通电源，起始时采用低电流 15mA/ 块胶（18cm）进行电泳，待样品完全移出 IPG 胶条，浓缩成一条线后，再加大电流至 30mA/ 块胶（18cm），待溴酚蓝指示剂达到底部边缘时即可停止电泳。

（9）电泳结束后，轻轻撬开两层玻璃，取出凝胶，并切角以作记号（戴手套，防止污染胶面）。

5. 凝胶的固定、染色及脱色 电泳结束后，取出凝胶，置于 10% 三氯乙酸溶液内固定 2 小时左右，弃去固定液，加 0.25% 考马斯亮蓝 R-250 染色液染色 2～4 小时，然后用脱色液脱色，直至背景清晰。

6. 图像分析及数据处理 将染色后的凝胶放在 GSO710 光密度扫描仪上，扫描后的图像用软件分析，选择部分匹配的蛋白质斑点进行比较。也可与质谱技术、生物信息学技术联合分析数据。

【结果讨论】

1. 蛋白质含量标准曲线回归方程 $Y=aX+b$，Y：吸光度（A_{595nm} 值），X：蛋白质含量（mg），要求回归方程线性相关系数 $R^2>0.99$。测得此种蛋白质的吸光度，根据方程式计算出对应的蛋白质含量。

2. SDS-PAGE 分析分离后的凝胶斑点检测（spot detection）经图像软件分析（图 2-20），选择部分匹配的蛋白质斑点进行比较。或与质谱技术、生物信息学技术联合分析数据。

如果出现了严重的拖尾现象，说明样品中有多糖类和一些去污剂，DTT 等杂质，说明实验操作的过程中有些步骤的时间长短和试剂的剂量没有把握好。出现了大量的蛋白斑点，说明溶解蛋白不充分。应当多添加一些溶解试剂并延长蛋白溶解时间。

【注意事项】

1. 制备凝胶应选用高纯度的试剂，否则会影响凝胶聚合与电泳效果。

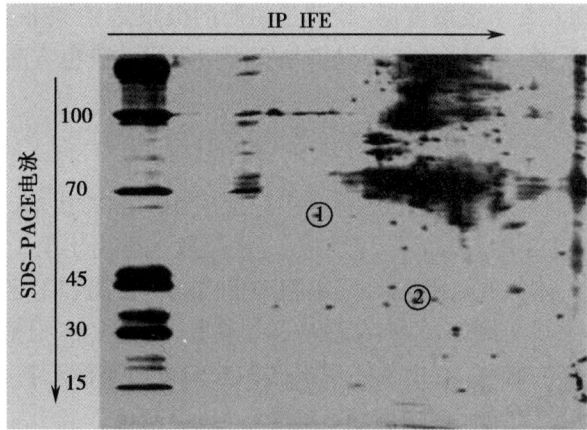

图 2-20 双向凝胶电泳图谱（人胚肺成纤维细胞蛋白质双向凝胶电泳图谱）

2. 蛋白质样品的准备是 2-DE 的关键。样品裂解缓冲液应新鲜配制。样品制备的影响因素包括蛋白质的溶解性、分子量、电荷数及等电点等。对于不同的样品性质及研究目的，其方法也不尽相同。整个提取过程中应尽可能多地使组织或细胞中的蛋白质溶解于裂解液中，尽量减少提取过程中蛋白质的降解和丢失，尤其是对低丰度的蛋白质。

3. IPG 胶条的 pH 范围可通过预试验确定。首先采用宽 pH 范围的胶条，确定蛋白的分布范围，通常采用 pH 3.0～10.0 的胶条。如果 pH 线性分布的胶条分离效果不好，可采用非线性胶条。从冰箱中取出的胶条一定要先解冻。IPG 干胶条在用于 IFE 前必须水化（泡胀）。

4. 样品既能通过加入水化液中后上样，也能利用样品杯（样品浓度 5～10mg/ml，样品体积 20～100μl）或纸桥直接在泡胀后的胶条上加样。水化时加入样品，样品溶液体积须根据 IPG 胶条大小调整（18cm 长 IPG 胶条约需 350μl 样品溶液），以保证水化后没有多余的样品留在水化盘中。最好检查高分子量蛋白、碱性蛋白或膜蛋白是否进入 IPG 胶条中。

5. 在等电聚焦过程中，如果聚焦盘中还有很多溶液没有被吸收，留在胶条外面，这样就会在胶条表面形成并联的电流通路，而在这层溶液中蛋白质不会被聚焦，会导致蛋白质丢失或是图像拖尾。为了减少形成并联电流通路的可能性，可以先将胶条在溶胀盒中进行溶胀，然后再将溶胀好的胶条转移到聚焦盘中。在转移过程中，要用湿润的滤纸仔细地从胶条上吸干多余的液体。

6. 在 IFE 过程中电压递增的幅度不能过大，应由初始低电压缓慢递增，以促进样品蛋白质进入 IPG 胶条，然后再以高电压聚焦。聚焦时间与 IPG 胶条的长度、pH 范围有关，短的 IPG 胶条或宽 pH 梯度范围的 IPG 胶条聚焦时间短。

7. 第二向 SDS-PAGE 有垂直和水平两种方式。垂直方式的特点是可以同时走多张胶，且可以是较厚的凝胶，有利于提高上样量，电泳后可有足够的蛋白量进行进一步分析；缺点是需要大量的缓冲液，电泳时间长，分辨率低，不便于保存。水平电泳的特点是分辨率高，速度快，灵敏度高，凝胶大小、厚度可任选，可用半干技术。

8. 2-DE 分离的蛋白质能否完全被显示是获得理想双向凝胶电泳图结果的关键环节之一，目前常用的显示检测方法有放射性核素标记法、染料分子标记法、荧光标记法、金属或重金属离子标记法等。考马斯亮蓝染色是经典的蛋白质染色方法，具有染色过程简单、所需配制试剂少、操作简便、无毒性、染色后的背景及对比度良好、与下游的蛋白质鉴定技术兼容性好等优点；其缺点在于灵敏度低，检测蛋白质的极限是 8～10ng，对于低丰度蛋白难以显色。由于其价格低廉、重复性好，所以仍是实验室常用的染色方法，一般的检测分离都可以应用。

【意义】

双向凝胶电泳是一种在蛋白质组学研究中广泛应用的分离技术，具有很高的分辨率。它通过将等电聚焦和 SDS-PAGE 结合，能够在一块凝胶上分离出上千种蛋白质，故双向凝胶电泳被应用于研究人体各种组织、器官、细胞中蛋白质的分离和鉴定，为疾病的诊治和发病机制研究提供新的手段。例如，双向凝胶电泳已应用于直肠癌、肝癌、膀胱癌、肾癌和扩张型心肌病等多种疾病的研究，有助于发现疾病相关的蛋白质标志物。双向凝胶电泳也被用于药物筛选、新药开发、食品检测、物种鉴定等。

尽管双向凝胶电泳技术具有高分辨率，并已广泛应用，但它也面临一些限制，例如疏水性蛋白质（如膜蛋白）的分离问题，以及在电泳过程中可能丢失的极端酸性或碱性蛋白质。此外，低含量蛋白质组分可能被高含量组分遮蔽，影响分辨率。尽管存在这些挑战，双向凝胶电泳仍然是一种重要的蛋白质组学研究工具。

【思考题】

1. 如何解决 2-DE 图谱斑点纷繁复杂的问题？
2. 利用 2-DE 进行差异蛋白质组学分析的优缺点各是什么？

（高春艳）

实验二十二 蛋白质印迹技术

【目的】

掌握蛋白质印迹技术的原理和方法；熟悉蛋白质印迹技术各种试剂的作用；了解蛋白质印迹技术的应用。

【原理】

蛋白质印迹（Western blotting，WB）是一种在固相载体上进行的抗原抗体反应。经过十二烷基硫酸钠 - 聚丙烯酰胺凝胶电泳（SDS-PAGE）分离的细胞或组织蛋白样品，转移到固相载体（例如硝酸纤维素膜）上，固相载体以非共价键形式吸附蛋白质，且能保持电泳分离的多肽类型及其生物学活性不变。以固相载体上的蛋白质或多肽作为抗原，与对应的抗体（第一抗体）发生免疫反应，再与辣根过氧化物酶（HRP）或碱性磷酸酶（ALP）或荧光素标记的第二抗体发生反应，最后利用化学发光或荧光检测目的蛋白，分析蛋白质的含量及其表达等。依据目的蛋白分子质量、表达部位和实验具体情况，组织或全细胞样本常选用甘油醛 -3- 磷酸脱氢酶（GAPDH）或 β- 肌动蛋白（β-actin）等表达量恒定的内参蛋白，细胞核样本则常选用组蛋白 H_3（histone H_3）或核纤层蛋白 B_1（lamin B_1）作为内参蛋白。本实验使用蛋白质印迹法检测 GAPDH 在肿瘤细胞中的表达。

【器材】

高速低温离心机、恒温水平摇床、电转移装置、冰箱、沸水浴、超净工作台、培养箱、微量离心机、酶标仪、微量移液器、超声破碎仪（组织破碎仪）、滤纸、海绵、制胶玻璃板、制胶架、硝酸纤维素膜或尼龙膜、X线片、曝光盒(或化学发光成像仪)。

【试剂】

1. **聚丙烯酰胺凝胶电泳试剂** 参照"实验二十一 双向凝胶电泳技术"。

2. **5×上样缓冲液** 1.0mol/L Tris-Cl(pH 6.8)0.6ml,甘油2.5ml,10% SDS 2ml,β-巯基乙醇0.5ml,0.1%溴酚蓝1ml,双蒸馏水3.4ml。

3. **10×电泳缓冲液** Tris 30.3g,甘氨酸188g,SDS 10g,加去离子水至1L,用时稀释10倍。

4. **10×转膜缓冲液** Tris 30.3g,甘氨酸144g,加去离子水800ml,pH调至8.3后,加去离子水至1L。用时取10×转膜缓冲液100ml,加入甲醇200ml,加去离子水至1L。

5. **5×洗膜缓冲液(5×TBS)** Tris 12.1g,NaCl 40g,加去离子水800ml,浓盐酸调pH至7.6,定容至1L。此为浓贮存液,应用液为1×TBS。

6. **TBST(含0.1% Tween-20的1×TBS缓冲液)** Tween-20溶液1ml,加1×TBS定容至1L,现用现配。

7. **丽春红S染液** 0.5g丽春红S,1ml冰乙酸,加去离子水定容至100ml。

8. **封闭液(5%脱脂奶粉)** 脱脂奶粉5g,加1×TBS定容至100ml,现用现配。

9. **一抗** GAPDH抗体。

10. **二抗** HRP或ALP标记的特异性第二抗体。

11. **ECL化学发光试剂盒。**

12. **异丙醇或乙醇。**

13. **预染蛋白质标准品。**

【操作步骤】

步骤包括:蛋白样品制备、凝胶电泳、转膜、封闭、抗体免疫反应(抗体孵育)、显色、数据分析。

1. **蛋白样品制备**

(1)将培养的肿瘤细胞收集至1.5ml微量离心管,4℃、500×g离心5分钟;弃去培养液,PBS洗涤3次,吸干残留的PBS,每1×10^7个细胞加入250μl细胞裂解液,超声破碎后,冰上放置30分钟。

(2)将裂解的细胞于4℃、12 000×g离心30分钟,弃沉淀,收集上清。

(3)测蛋白浓度,按体积比加入5×上样缓冲液后煮沸5分钟,蛋白样品置冰上冷却,−20℃保存备用。

2. **SDS-PAGE**

(1)根据检测蛋白分子量选择相应的凝胶浓度(表2-17),如GAPDH的分子量为37kDa,可选择配制浓度为10%的凝胶。

(2)制胶

1)两块干净的玻璃平板和0.75mm垫片组装电泳装置中的玻璃平板夹层,并固定在灌胶支架上。

2)根据表2-18配制10ml浓度为10%的分离胶,将分离胶注入玻璃板间隙,为浓缩胶留有足够空间。在顶层注入500μl蒸馏水或乙醇或异丙醇(2~3mm高)覆盖凝胶,以阻止空气中的氧对凝胶聚合的抑制作用。

表2-17 不同浓度聚丙烯酰胺凝胶电泳分离蛋白质的有效范围

分离凝胶浓度 /%	最佳分离蛋白分子质量范围 /kDa
6	50～150
8	30～90
10	20～80
12	12～60
15	10～40

3）分离胶聚合完成之后，倒掉覆盖水层或乙醇层或异丙醇层，用去离子水冲洗凝胶上部3次，吸水纸吸干凝胶顶端残存的液体。

表2-18 配制 10ml Tris- 甘氨酸 SDS- 聚丙烯酰胺凝胶电泳分离胶所用溶液体积　　单位：ml

试剂	8%	10%	12%	15%
ddH$_2$O	4.7	4.1	3.3	2.3
30% 丙烯酰胺	2.7	3.3	4.0	5.0
Tris（pH 8.8）	2.5	2.5	2.5	2.5
10% SDS	0.1	0.1	0.1	0.1
10% AP	0.1	0.1	0.1	0.1
TEMED	0.006	0.004	0.004	0.004

4）按表 2-19 配制 5ml 浓缩胶（也称堆积胶、积层胶或上层胶），并注入分离胶上端，插入梳子。

表2-19 配制 Tris- 甘氨酸 SDS- 聚丙烯酰胺凝胶电泳 5% 浓缩胶所用溶液　　单位：ml

试剂	配制不同体积浓缩胶所需要各成分的体积					
	2	3	4	6	8	10
ddH$_2$O	1.17	1.75	2.1	2.7	3.4	4.1
30% 丙烯酰胺	0.33	0.5	0.5	0.67	0.83	1.0
Tris（pH 6.8）	0.5	0.75	0.38	0.5	0.63	0.75
10% SDS	0.05	0.05	0.05	0.05	0.05	0.05
10% AP	0.02	0.03	0.04	0.06	0.08	0.1
TEMED	0.002	0.003	0.004	0.006	0.008	0.01

（3）电泳

1）待积层胶聚合后，拔去梳子并用电泳缓冲液冲洗梳孔，固定凝胶于电泳装置上。上、下槽均加入 1× 电泳缓冲液，驱除两玻璃板间气泡，按序上样，并加入已知分子量的蛋白标准或蓝色预染蛋白质标准品。

2）接通电源，电泳。初始电压设置为 80V，待染料进入分离胶后，将电压增加到 120V，继续电泳直到染料抵达分离胶底部，断开电源。

3. 转膜

（1）准备硝酸纤维素膜或聚偏二氟乙烯（PVDF）膜、海绵和滤纸。硝酸纤维素膜在水中浸泡，或 PVDF 膜在无水甲醇中，浸泡 1～3 分钟，浸泡后膜、海绵和滤纸转入转膜缓冲液中备用。

（2）将凝胶从玻璃板剥离，在电转移支架上依次放置海绵、3 层滤纸、凝胶、硝酸纤维素膜或 PVDF 膜、另外 3 层滤纸及海绵。支架夹紧后放入电转移槽内，凝胶一侧放在阴极端，膜一侧放在阳极端。如图 2-21 所示。

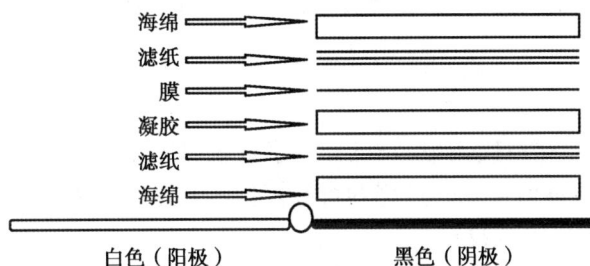

图 2-21　转膜时海绵、滤纸、膜、凝胶的放置顺序示意图

（3）连接电转仪，电泳槽置于冰水混合物中。设置恒电流 300mA，转移 1 小时（也可恒压 60V 转移 2 小时或 40V 转移 3 小时），转移时间可根据靶蛋白的大小来定，蛋白质分子量小需时短，分子量大需时长。转移过程中要随时观察电压的变化，如有异常应及时调整。

（4）转膜结束后，取出电转移支架中的硝酸纤维素膜，用铅笔在膜的上缘做好标记。

4. 封闭

（1）硝酸纤维素膜置于丽春红 S 染料中染色 3～5 分钟，用剪刀剪去周围空白，观察膜上蛋白。用蒸馏水洗去丽春红 S 染料。如上样缓冲液带有溴酚蓝，蛋白质分子量标准品为蓝色预染，则此步骤可省略。

（2）硝酸纤维素膜置于封闭液中，摇床上缓慢摇动，封闭 1 小时。

5. 抗体免疫反应

（1）第一抗体孵育

1）按照说明书，以一定比例（1∶2 000）在 10ml 封闭液中稀释抗 GAPDH 小鼠单克隆抗体。

2）硝酸纤维素膜正面朝上，置于第一抗体稀释液中，4℃孵育过夜。

（2）第二抗体孵育

1）取出硝酸纤维素膜，用 TBST 洗涤 3 次，每次 10 分钟。

2）按照说明书在 10ml 封闭液中稀释（1∶3 000）兔抗小鼠 IgG-HRP 酶标抗体。

3）洗膜完成后，硝酸纤维素膜正面朝上，放置于第二抗体稀释液中，室温孵育 1 小时。

6. 显色（化学发光法）

（1）取出硝酸纤维素膜，用 TBST 洗涤 3 次，每次 5 分钟。

（2）按照试剂盒操作说明，取化学发光试剂 A 液和 B 液各 0.5ml，混匀后覆盖在硝酸纤维素膜上有蛋白一侧，膜与液体充分接触，反应 1 分钟。

（3）将膜取下，用吸水纸轻轻将膜上多余的液体吸掉，将膜置于暗盒内。

（4）在暗室内，在膜上覆盖一块与膜等大的 X 线胶片，置于曝光盒内，使膜与 X 线胶片紧密接触,曝光数秒至数分钟(视荧光强弱而定)。

(5)将胶片取下,置显影液中显影 5~10 分钟,可看到有条带出现。

(6)取出胶片,蒸馏水漂洗后浸入定影液中定影 10 分钟。

(7)取出胶片,自来水冲洗后晾干。

(8)将膜上标记的蛋白标准分子量的位置在胶片上标出,保存胶片。

7. 数据处理 将胶片进行扫描或拍照,利用 Photoshop 或 Image J 等凝胶图像处理系统分析目标带的分子量和灰度值。蛋白质印迹是一种半定量的检测手段,目的蛋白表达量计算方法为,将各组目的蛋白通过与表达稳定的内参蛋白(如 GAPDH、β-actin 等)的灰度值相除,即为目的蛋白相对量。

【**结果讨论**】

膜上相应位置可见蛋白质条带,与已知分子量蛋白标准比较,可分析阳性(显色)条带的分子量大小,而且根据信号(颜色)强弱可分析蛋白表达量。结果显示 GAPDH 蛋白的分子量约为 37kDa(文末彩图 2-22)。

【**注意事项**】

1. 根据目的蛋白分子量选择适宜浓度的分离胶,如 70~200kDa 蛋白选择 8% 分离胶,25~70kDa 蛋白选择 10% 分离胶,蛋白 <35kDa 时选择 15% 分离胶;注意梳子和玻璃板匹配,操作不要有气泡;缓慢加样,加样太快或有气泡均会使样品溢出点样孔。

2. 蛋白质印迹的敏感性与检测系统有关。因此,凝胶电泳时的蛋白上样量应该保证被检测抗原量不至于太低,如果过低,应该重新纯化和浓缩样品后再使用。

3. 凝胶通常在 0.5~1 小时内凝聚最好,过快表示 TEMED、AP 用量过多,此时胶太硬、易龟裂,且电泳时容易烧胶;太慢则说明试剂用量不够或者系统试剂不纯或失效。未聚合的丙烯酰胺具有神经毒性,对皮肤有刺激作用,故操作时应避免将溶液溅在手上。过硫酸铵应现配现用。也可分装成小管,冻存于冰箱中备用。

4. 分离胶不要倒得太满,需要有一定的浓缩胶空间,否则起不到浓缩效果。

5. 加样前样品应先离心,尤其是长时间放置的样品,以减少蛋白质条带的拖尾现象。

6. 取出凝胶后应注意分清上下,可用刀片切去凝胶的一角作为标记(如左上角),转膜时也可用同样的方法对膜做标记(如左上角),以分清正反面和上下关系。

7. 根据目的蛋白分子量选择不同孔径 PVDF 膜,如 >20kDa 选择 0.45μm 孔径,<20kDa 选择 0.22μm 孔径。

8. 转膜时应依次放好膜与凝胶所对应的电极,即凝胶对应负电极,膜对应正极。转膜须不断擀去气泡,避免影响转膜效果。

9. 因为膜的疏水性,膜必须完全浸湿,硝酸纤维素膜在水中浸泡,PVDF 膜在无水甲醇中浸泡。PVDF 膜须提前于甲醇中浸泡,目的是激活膜上正电基团,使其更易于与带负电荷蛋白结合;且在以后的操作中,膜也必须随时保持湿润。

【**意义**】

蛋白质印迹又称免疫印迹杂交(immunoblotting),是根据抗原抗体的特异性结合检测样品中特定蛋白的技术。它融合了具有高分辨率的 SDS-PAGE 和高度敏感、特异的抗原抗体结合技术,能够检测出 1~5ng 的蛋白质。蛋白质印迹法在生命科学中具有广泛的应用,包括蛋白质鉴定与定量、抗体检测和验证、蛋白质翻译后修饰的研究、疾病诊断和治疗研究、基因表达分析以及蛋白质互作研究等领域。通过蛋白质印迹技术，我们可以更加深入地了解蛋白质的功能与调控机制，为生命科学研究和临床诊断提供有力的工具，在临床疾病的诊断和治疗研究中发挥重要作用，如肿瘤标志物的检测、药物疗效的评估等。

【思考题】

1. 蛋白质印迹实验中如何选择第一抗体？
2. 简述蛋白质印迹实验结果背景过高的可能原因，并提出解决方案。

（高春艳）

第三章 临床分子生物学检验综合性实验

近年来，分子生物学技术高速发展，从 PCR 技术到分子杂交、Sanger 测序、数字 PCR、高通量测序，在灵敏度、自动化、通量等方面均得到了极大提升，目前已广泛应用于感染性疾病、遗传性疾病、肿瘤、药物代谢及个体识别等临床分子诊断中，不仅提升了疾病诊断能力，而且推动了疾病精准治疗的发展。本章将分别对上述疾病分子诊断中最具代表性的临床检测项目的实验原理、操作步骤、结果、讨论、临床意义等进行学习和实践。

第一节 感染性疾病的分子生物学检验

感染性疾病是威胁人类健康的重大公共卫生问题。精准、快速的诊断，是感染性疾病精准防治的关键。传统的微生物涂片、培养等方法存在灵敏度不足、耗时长等缺点，而分子诊断具有灵敏度高、特异性强、快速便捷等优势，已逐步成为最具前景的感染性疾病精准诊断方向。

感染性疾病常用的分子生物学检验技术包括荧光定量 PCR、多重 PCR- 毛细管电泳片段长度分析、测序等。其中荧光定量 PCR 技术是临床应用最广泛的，具有灵敏度高、特异性强、操作简便、快速的优点，常用于病毒、细菌、真菌等的定性和定量分析。但荧光定量 PCR 通量较低，仅能同时检测数种病原体，联合多重 PCR- 毛细管电泳片段长度分析，可实现数十种病原体的同时检测。近年来，高通量测序技术的发展更是使得同时对上万种病原体检测成为可能。此外，测序技术由于其可对序列进行直接检测，广泛应用于病毒基因分型和耐药突变检测，助力感染性疾病的精准治疗。

实验二十三 甲、乙型流感病毒核酸检测

【目的】

掌握甲型流感病毒、乙型流感病毒核酸检测的原理和方法；熟悉甲型流感病毒、乙型流感病毒核酸检测的临床意义。

【原理】

本实验采用 PCR- 荧光探针法进行甲型流感病毒、乙型流感病毒核酸检测，分别以甲型流感病毒 M 基因以及乙型流感病毒 NP 基因的特异性保守序列为靶区域，设计特异性引物和探针，应用荧光定量 PCR 检测技术，通过荧光信号的变化实现对甲型、乙型流感病毒 RNA 的检测。因甲型流感病毒和乙型流感病毒核酸的检测方法相同，以甲型流感病毒核酸检测为例阐述操作方法。

【器材】

生物安全柜、超净工作台、漩涡混匀器、PCR 扩增仪、1.5ml 离心管、0.2ml PCR 反应管、吸头、离心机、磁力架、各种规格的加样枪等。

【试剂】

本实验使用某商品化的甲型流感病毒核酸检测试剂盒（不同厂家试剂有所不同，请以该试剂盒说明书为准），其中包括：RNA 提取溶液 1［SDS 0.5%（w/v）、Triton X-100 2%（v/v）、磁珠 200μg/ml］、RNA 提取溶液 2（HEPES 200mmol/L、NaCl 200mmol/L）、RNA 提取溶液 3［Triton X-100 0.2%（v/v）、NaCl 200mmol/L］、RNA 提取溶液 4（矿物油）、甲型流感病毒 PCR 反应液（引物、探针、dNTPs、5×PCR Buffer、灭菌纯化水、ROX 溶液、酶）、甲型流感病毒内标、RT-PCR 增强剂、阳性对照、阴性对照。

【操作步骤】

1. 试剂准备

（1）从试剂包装盒中取出各组分，待其温度平衡至室温后，混匀、低速短暂离心，室温放置。

（2）根据待测样本、阳性对照、阴性对照数量，按比例（RNA 提取溶液 1 600μl/ 人份 + 甲型流感病毒内标 0.4μl/ 人份）取相应量的 RNA 提取溶液 1 及甲型流感病毒内标，用漩涡混匀器充分混匀成提取溶液 1 混合液，瞬时离心后备用。

（3）根据待测样本、阳性对照、阴性对照数量，按比例（甲型流感病毒 PCR 反应液 40μl/ 人份 + RT-PCR 增强剂 1μl/ 人份）取相应量的甲型流感病毒 PCR 反应液及 RT-PCR 增强剂，用漩涡混匀器充分混匀成 PCR 混合液，瞬时离心后备用。

（4）按每孔 41μl 分装 PCR 混合液。将准备好的试剂转移至样本处理区，待用。

2. 样本处理

（1）取生理盐水 1ml 加入样本管中，充分振荡，以洗脱拭子上的样本（以口咽拭子样本为例）。根据待测样本编号、阳性对照、阴性对照分别标记 1.5ml 离心管，然后在 1.5ml 离心管中依次加入 600μl 提取溶液 1 混合液、200μl 待测样本或阳性对照、阴性对照，用漩涡混匀器将 1.5ml 离心管充分振荡混匀 10 秒，瞬时离心。

（2）每管加入 100μl RNA 提取溶液 2，振荡混匀 10 秒后室温静置 30 分钟。

（3）瞬时离心后将 1.5ml 离心管置于磁力架上 3 分钟，使管内磁珠被吸附，用移液器移走管内液体，取下 1.5ml 离心管。

（4）加入 600μl RNA 提取溶液 3 和 200μl RNA 提取溶液 4，使磁珠重新悬浮，将 1.5ml 离心管置于磁力架上 3 分钟，使管内磁珠被吸附，用移液器移走管内液体，取下 1.5ml 离心管。

（5）依次加入 30μl RNA 洗脱液，使磁珠重新悬浮，用吸头吹打混匀 3~4 次，室温静置 5 分钟后，将 1.5ml 离心管再次置于磁力架上 3 分钟，最后将洗脱下来的 RNA 转移至新的 1.5ml 离心管中。

（6）取洗脱后的 RNA 9μl，加入已经分装 41μl PCR 混合液的 PCR 反应管中，盖上管盖，用漩涡混匀器充分混匀，瞬时离心 10 秒，将核酸转移到扩增区，上机扩增。

3. PCR 扩增

（1）将 PCR 反应管放入扩增仪样品槽中，按对应顺序编辑阴性对照、阳性对照以及待测样本反应孔。

（2）荧光检测通道选择

1）选择 FAM 通道（Reporter：FAM，Quencher：none）检测甲型流感病毒 RNA。

2）选择 HEX/VIC 通道（Reporter：HEX/VIC，Quencher：none）检测甲型流感病毒的内标。

3）参比荧光（Reference Dye）：选择 ROX。设置 Sample Volume 为 50。

（3）PCR 扩增反应程序：扩增程序的设置见表 3-1。

表 3-1 甲型流感病毒核酸检测 PCR 扩增程序步骤

步骤	温度/℃	时间	循环数
预变性和酶激活	95	1 分钟	1
逆转录	60	30 分钟	1
cDNA 预变性	95	1 分钟	1
变性	95	15 秒	45
退火，延伸及荧光采集	60	30 秒	
仪器冷却	25	10 秒	1

【结果讨论】

1. 结果分析 对甲型流感病毒的曲线和相应甲型流感病毒内标的曲线分别进行分析。根据分析后图像调节 Baseline 的 Start 值、End 值以及 Threshold 值（Start 值可以在 3～15、End 值可设在 5～20，调整阴性对照的扩增曲线使其平直或低于阈值线），点击"Analyze"进行分析。

2. 质控标准

（1）阴性对照的 Ct 值均应＞40 或无数值。

（2）阳性对照的 Ct 值均应≤30（不同质控品的标准不同，以所用质控品为准）。

3. 结果解释

（1）检测样本 FAM Ct 值≤40，报告为甲型流感病毒阳性。

（2）检测样本 FAM Ct 值＞40 或无数值，同时内标检测为阳性（Ct 值≤40），报告为甲型流感病毒阴性，低于试剂盒的检测下限。

（3）若样本 FAM 和内标 Ct 值均＞40 或无数值，则该样本的检测结果无效，需要积极查找并排除原因，对该样本进行复查或重采样复查。

【注意事项】

1. 样本检测结果与样本的采集、处理、运送及保存质量有关，其中任何失误都可能导致检测结果不准确。不合理的样本采集、处理、运送、试剂保存，以及样本浓度过低、存在未经验证的其他干扰或 PCR 抑制因子、甲型流感病毒核酸的待测靶序列引物区发生变异等，均有可能导致假阴性结果。如果样本处理时未控制好交叉污染，可能出现假阳性结果。

2. 咽拭子等样本采集过程及病毒感染过程本身的特点，可能存在采集到的样本量不足等原因带来的假阴性结果，应结合内标 Ct 值及临床其他诊疗信息综合判断，必要时重采复测。

3. 所有患者标本都应视为具有生物传染性，操作中应注意生物安全防护，接触标本必须穿戴相应防护用具；患者标本和操作中一次性耗材的处理都应遵循实验室生物安全防护程序。

【临床意义】

流行性感冒病毒（influenza virus），简称流感病毒，是一种造成人类及动物患流行性感冒的 RNA 病毒。人流感病毒分为甲、乙、丙三型，其中乙型、丙型致病性弱，不易发生变异，而甲型流感的危害最大。其中，H1N1 和 H3N2 是目前最常见的甲型流感病毒亚型，在全球范围内广泛传播，并经常导致季节性流感疫情。乙型流感病毒相对较少变异，主要在人与人之间传播。与甲型流感相比，乙型流感的传播速度和影响范围通常较小，但其症状与甲型流感相似，包括发热、头痛、咳嗽、咽喉疼痛、肌肉疼痛、疲劳和流鼻涕等。

目前甲型、乙型流感病毒的检测技术包括病毒分离培养、胶体金法、核酸检测、血清学检测、免疫荧光检测等。对于甲型、乙型流感病毒核酸检测，呼吸道采样是常用的方法之一。医生通常会使用咽拭子、鼻咽拭子及痰液来收集患者的呼吸道分泌物。采样过程中，患者须保持口腔和鼻腔的清洁，确保采样拭子能够收集到足够的样本。

通过甲型、乙型流感病毒核酸检测，可快速明确感染病原体，对于已经感染的患者，医生能更及时采取有效的治疗措施，如抗病毒药物的使用和对症支持治疗，对于减轻症状、缩短病程和降低并发症风险具有重要意义。此外，还可为公共卫生部门提供宝贵的数据支持，以制订更加科学和有效的防控策略，保护公众的健康和安全。

【思考题】

1. 简述可能会导致甲型、乙型流感病毒核酸检测出现假阴性结果的因素。
2. 病毒核酸检测相较于胶体金等传统方法，有什么优势？

（周　娟）

实验二十四　结核分枝杆菌核酸检测

【目的】

掌握 PCR- 荧光探针法检测结核分枝杆菌核酸的原理和方法；熟悉结核分枝杆菌核酸检测的应用。

【原理】

采用 PCR- 荧光探针技术，在结核分枝杆菌（*Mycobacterium tuberculosis*，MTB）基因组插入序列 IS*6110*（1 360bp）区域，设计一对结核分枝杆菌特异性引物和一个特异性结合于扩增区另一位点的 *Taq*Man 探针，通过荧光监测实现对结核分枝杆菌核酸的扩增检测。

【器材】

恒温培养箱、生物安全柜、全自动核酸提取仪、荧光定量 PCR 仪、高速离心机、漩涡混匀器、微量移液器、1.5ml EP 管、0.2ml PCR 反应管等。

【试剂】

1. **核酸提取试剂**　本实验采用商品化的磁珠法核酸提取试剂盒，在样本预处理和核酸提取步骤所用的试剂如下：10mg/ml 蛋白酶 K、Carrier RNA（干粉，须加入 1ml 无菌水溶解后使用）、核酸提取试剂条。

2. PCR 扩增试剂　本实验采用商品化的 TB DNA 检测试剂盒，PCR 扩增体系主要试剂包括：TB PCR 反应液、*Taq* 酶、UNG 酶、TB 阳性对照品、TB 阴性对照品。

【操作步骤】

1. 样本核酸提取

（1）痰液样本制备：①首先对痰液标本进行目测，若样本中唾液占绝大部分，则须重新采集样本。目测合格后，在样本中加入 2% 蛋白酶 K 消化液，56℃条件下处理 60 分钟，使其充分液化（如果液化不完全，可将液化时间延长至 90 分钟或更久，样本是否完全液化直接影响核酸提取效率，故液化步骤非常关键，如确有无法液化的浓痰，将其挑弃，用所余痰液进行后续处理）。②提取上机准备：样本管中加入 80μl 蛋白酶 K、30μl Carrier RNA，取液化后的标本 800μl 置于样本管中，与阴性质控品、阳性质控品、空白对照等进行排板，装载上机准备提取。

（2）上机提取核酸：按照核酸提取仪操作说明装载仪器所需耗材和提取试剂，并完成核酸提取。

2. PCR 扩增

（1）反应液的配制：试剂盒中取出 TB PCR 反应液、*Taq* 酶液、UNG 酶液，室温融化，混匀后低速短暂离心。计算样本、阴性对照、阳性对照等的总数量，按比例（TB PCR 反应液 37.8μl/test ＋ *Taq* 酶混合液 0.2μl/test ＋ UNG 酶 0.06μl/test）配制 PCR 混合液，做好标记，充分混匀后待用。

（2）反应液分装及核酸上样：按照试剂说明书的扩增体系将配制好的 PCR 混合液分装至扩增用八联管，分装量为每孔 38μl；分别依次在各反应孔加入待测核酸、阴性质控品提取核酸、阳性质控品提取核酸、空白对照提取物等，上样量为 2μl。将八联管用微量振荡仪充分振荡混匀，瞬时离心 10 秒后，上机扩增。

（3）PCR 扩增反应程序：扩增程序的设置见表 3-2。

表 3-2　TB-DNA PCR 扩增程序步骤

步骤	温度 /℃	时间	循环数
UNG 酶反应	37	3 分钟	1
预变性	93	1 分钟	1
变性	93	5 秒	40
退火	60	40 秒	

【结果讨论】

1. 质控标准

（1）阴性对照的 Ct 值均应等于 40 或无数值。

（2）阳性对照的 Ct 值应 <35（不同质控品的标准不同，以所用质控品为准）。

2. 结果解释

（1）检测样本 Ct 值为 40 或无数值，报告为阴性。

（2）检测样本 Ct 值≤37，报告为阳性。

（3）检测样本 Ct 值＞37 的样本建议复查。复查结果 Ct 值＜40 则报告阳性，否则报告为阴性。

【注意事项】

1. 样本检测结果与样本的收集、处理、运送及保存质量有关，其中任何失误都可能导致检测结果不准确。如果样本处理时未控制好交叉污染，可能出现假阳性结果。未沉淀的蛋白会干扰 PCR 扩增效率，导致结果偏低或假阴性。有机溶剂会影响或抑制 PCR 的扩增，导致结果偏低或假阴性。

2. 结核分枝杆菌核酸的待测靶序列引物区若发生变异，可能会导致假阴性结果。

3. 因样本采集过程及结核分枝杆菌感染过程本身的特点，可能存在采集到的样本量不足等原因带来的假阴性结果（如痰液标本，应采集合格的深部痰），应结合临床其他诊疗信息综合判断，必要时多次采集复测。

4. 所有患者标本都应视为具有生物传染性，操作中应注意生物安全防护，接触标本必须穿戴相应防护用具；患者标本和操作中一次性耗材的处理都应遵循实验室规定的生物安全防护程序。

【临床意义】

结核分枝杆菌是引起结核病（tuberculosis，TB）的致病菌，可侵犯全身所有器官，以肺组织为主，肺结核占所有结核病例的 80%～90%。全球约 1/4 的人口感染了结核分枝杆菌并长期处于潜伏感染状态，其中 5%～10% 可能会在人生中某一时刻进展为活动性结核病。当机体免疫功能降低，如营养不良、感染 HIV 等时，潜伏感染可发展为活动性结核病。绝大多数结核病患者通过合适的药物和标准的疗程是可以治愈的，但若得不到有效的抗结核药物治疗，约 2/3 的结核病患者将危及生命。

常规细菌学检查方法（抗酸染色涂片、培养）存在灵敏度低、操作复杂、耗时长、不易标准化等特点，无法充分满足临床诊断的需要。PCR 方法检测结核分枝杆菌具有灵敏度高、特异度高、快速等优点，且不受表型和耐药等因素的影响，为临床及时诊断和治疗提供依据。此外，肺外结核通常标本含菌量较少，特别是组织等标本中的结核分枝杆菌不易暴露，从而增加了肺外结核的漏诊和误诊。PCR 方法的高灵敏度对诊断肺外结核有较高的临床价值。应注意肺外结核样本采集应为怀疑感染部位的样本，如尿液、胸腔积液、脑脊液等。

【思考题】

1. 简述结核分枝杆菌检测常见的微生物学、免疫学和分子生物学技术的优缺点。

2. 简述 PCR-荧光探针法检测结核分枝杆菌核酸假阳性和假阴性的可能原因。

（周 娟）

实验二十五　人乳头瘤病毒基因分型检测

【目的】

掌握 PCR-毛细管电泳法进行人乳头瘤病毒 DNA（human papilloma virus DNA，HPV-DNA）分型检测的实验操作和原理；熟悉 HPV-DNA 分型检测在临床疾病诊疗中的应用。

【原理】

HPV-DNA 的临床分子检测目前常用技术有不依赖核酸扩增的杂交捕获法以及依赖核酸扩增的荧光 PCR 法（PCR- 荧光探针法）、PCR- 毛细管电泳法、PCR- 微流控芯片法、荧光 PCR- 熔解曲线法、PCR- 反向点杂交法、PCR- 流式荧光杂交法等。本实验采用 PCR- 毛细管电泳法进行 HPV-DNA 分型检测。

PCR- 毛细管电泳法结合多重引物 PCR 及毛细管电泳技术，可实现对各种亚型 HPV-DNA 的特异性扩增和分型检测。首先采用多重 PCR 扩增待测样本 DNA，生成不同片段长度的系列扩增产物，然后进行毛细管电泳（即片段分析技术），根据特异性扩增片段长度的不同，在一次检测中实现对多种 HPV 型别的同步分析。可检测的临床样本以宫颈脱落细胞、泌尿生殖道分泌物为主。

【器材】

全自动核酸提取仪、PCR 扩增仪、毛细管电泳仪、超净工作台、恒温培养箱、漩涡混匀器、微量振荡仪、高速离心机、微量移液器、1.5ml 离心管、0.2ml PCR 反应管等。

【试剂】

1. 核酸提取试剂　本实验采用某商品化的磁珠法核酸提取试剂盒，在样本预处理和核酸提取步骤所用的试剂如下：

（1）裂解液：主要成分为 Tris-Cl、盐酸胍、Tween-20、异丙醇等，用于细胞成分的裂解和核酸释放。

（2）蛋白酶 K：为干粉和配套的蛋白酶 K 保存液（须配制），用于消化较为黏稠的原始样本，使之完全液化。

（3）磁珠混合液：用于结合、提取样本中的核酸。

（4）洗涤液：磁珠法提取病原体核酸采用三步洗涤，洗涤液 1 主要成分为盐酸胍、Tris-Cl、乙醇；洗涤液 2 主要成分为 NaCl、Tris-Cl、乙醇；洗涤液 3 主要成分为 Tris-Cl。

（5）洗脱液：用于洗脱磁珠上结合的病原体核酸，主要成分为 Tris-Cl。

2. PCR 扩增试剂　本实验采用某商品化的 HPV-DNA 基因分型试剂盒，多重引物 PCR 扩增体系主要试剂包括：HPV PCR 预混液、*Taq* DNA 聚合酶、HPV 阳性对照品、HPV 阴性对照品或水（无核酸酶）。

3. 毛细管电泳试剂　本实验采用的毛细管电泳主要试剂如下：

（1）电泳进样液（Hi-Di）：主要成分为甲酰胺。

（2）荧光内标（SIZE-500）：500bp 片段长度内一系列标准化长度的核酸片段，作为片段长度的标准品。

（3）高分子分离胶：毛细管电泳的介质。

（4）电泳缓冲液：阳极、阴极电泳缓冲液。

【操作步骤】

1. 样本核酸提取

（1）样本制备

1）标本预处理：将每个标本在涡旋振荡仪上至少振荡混匀 15 秒，确认采样刷上的样本已全部振荡进入保存液（以宫颈脱落细胞样本为例）。

2）提取上机准备：准备好一批次提取数量的待测样本，与阴性质控品、阳性质控品、空白对照等进行排板，原管开盖、装载上机准备提取。

（2）上机提取核酸：按照核酸提取试剂盒及核酸提取仪操作说明装载仪器所需耗材和提取试剂，并完成核酸提取。

2. PCR 扩增

（1）反应液的配制：按照 PCR 扩增试剂说明书的比例（HPV PCR 反应 9μl/ 人份 + *Taq* DNA 聚合酶 2μl/ 人份）进行 PCR 扩增反应液的配制，根据所要检测的样本数量配制反应液，用手指轻弹样本管充分混匀，瞬时离心 10 秒，使反应液落在管底部。

（2）反应液分装及核酸加入：按照试剂说明书的扩增体系将配制好的 PCR 扩增反应液分装至扩增用 96 孔反应板，分装量为每孔 11μl；分别依次在各反应孔加入待测核酸、阴性质控品提取核酸、阳性质控品提取核酸、空白对照提取物等，上样量为 9μl。将 96 孔反应板用微量振荡仪充分振荡混匀，瞬时离心 10 秒后，上机扩增。

（3）PCR 扩增反应程序：扩增程序的设置见表 3-3。

表 3-3　HPV-DNA 分型 PCR 扩增程序步骤

步骤	温度 /℃	时间	循环数
UNG 酶反应	42	5 分钟	1
预变性	94	8 分钟	1
变性	94	30 秒	
退火	60	30 秒	35
延伸	70	1 分钟	
延伸	70	1 分钟	1

注：扩增产物如无法马上进行毛细管电泳检测，在电泳前短时存放可在 2～8℃，较长时间存放应于 −20℃保存。

3. 毛细管电泳片段分析

（1）电泳体系配制：按照表 3-4 的比例混匀 Hi-Di 和 SIZE-500，分装 9μl 至 96 孔电泳板的对应孔中，加入 1μl PCR 扩增产物，整板瞬时离心 10 秒，确保电泳板各孔中没有气泡。

表 3-4　毛细管电泳体系配制

体系成分	每孔加入量 /μl
电泳上样液（SIZE-500 在 Hi-Di 中浓度为 2.5%）	9
PCR 扩增产物	1

注：SIZE-500，荧光内标；Hi-Di，电泳进样液。

（2）变性：将 96 孔电泳板置于 PCR 仪上，95℃反应 5 分钟进行变性，然后室温或 4℃冰箱冷却 5 分钟。

（3）片段分析：毛细管电泳仪开机预检，选择"Fragment"（片段分析）实验方法，按照毛细管电泳仪说明书操作，完成扩增产物的电泳分离和检测分析。

【结果讨论】

1. 结果判断方式　毛细管电泳仪将会记录电泳后在不同时间通过荧光检测孔的核酸

片段的荧光信号，形成以时间单位为横坐标，荧光强度为纵坐标的荧光峰图，电泳结果示意图如文末彩图 3-1 所示。借助分析软件对各荧光峰对应的片段大小进行计算，并与 HPV 各亚型核酸扩增产物的标准片段大小进行比对，得出 HPV-DNA 分型结果。

2. HPV-DNA 分型结果分析

（1）检查实验有效性

1）β-globin 作为人 DNA 内参，为质量控制参考峰之一，用于监控样本处理以及样本核酸提取过程，常规临床样本（宫颈脱落细胞）的预处理和核酸提取有效的情况下，均可检测到该峰。

2）pcDNA 作为内置反应内参，为第二个质量控制参考峰，用于监控 PCR 反应过程，样本预处理、核酸提取以及核酸扩增均成功的常规临床样本均可检测到该峰，且 pcDNA 荧光峰值应≥500RFU。

3）因样本内细胞量太少导致 β-globin 的特异峰没有出现，但出现特异 HPV 型别的峰时，仍认为是有效样本。

（2）阳性判定值：特异性 HPV 型别的荧光峰值≥300RFU，判定为该 HPV 型别检测阳性。25 种 HPV 亚型和 2 个内参的位点信息见表 3-5。

表 3-5　HPV-DNA 分型检测扩增位点信息表

型别/位点	片段大小/bp	型别/位点	片段大小/bp	型别/位点	片段大小/bp
56	136.0±1	66	192.0±1	82	243.2±1
53	141.5±1	68	197.6±1 195.1±1	44	253.8±1
43	147.7±1	β-globin	203.8±1	73	259.6±1
16	152.3±1	6	207.2±1	35	267.0±1
51	157.2±1	pcDNA	216.5±1.5	81	278.9±1
31	163.1±1	18	220.8±1	45	290.8±1
58	167.4±1	52	226.8±1	42	294.6±1
33	181.6±1	83	234.9±1	11	298.3±1
59	186.1±1	26	239.6±1	39	319.9±1 346.8±1 347.8±1

注：bp，碱基对；β-globin，人 DNA 内参；pcDNA，内置反应内参。

【注意事项】

1. 检测结果与样本的收集、处理、运送及保存质量有关，其中任何不当操作都可能导致检测结果不准确。如果样本处理时未控制好交叉污染，可能出现假阳性结果。不合理的样本采集、处理、运送、试剂保存，以及样本浓度过低、存在未经验证的其他干扰或 PCR 抑制因子等，均有可能导致假阴性结果。

2. 虽然引物设计选择的是保守区，但仍有存在变异的可能，若 HPV 核酸的待测靶序列引物区发生变异,可能会导致假阴性结果。

3. 本实验毛细管电泳仪工作环境,实验室温度维持在 15～30℃,无温度波动;相对湿度维持在 20%～80%,无凝露。

【临床意义】

HPV 是一种嗜上皮性病毒,属双链闭环的小 DNA 病毒。HPV 的亚型很多,目前最新发现超过 200 种 HPV 亚型,可导致人类生殖道黏膜感染的有 50 余种,根据致病能力不同可将其分为高危型 HPV 及低危型 HPV。高危型 HPV 主要包括 HPV16、18、31、33、35、39、45型等,其持续感染过程中病毒的 E6 和 E7 基因可能与宿主 DNA 发生整合,导致宫颈上皮内瘤变(cervical intraepithelial neoplasia,CIN)甚至宫颈癌,此外还可能导致宿主其他部位恶性病变(如肛门、头颈部等);低危型 HPV 主要包括 HPV6、11、42、43、44 型等,可引起尖锐湿疣或其他良性病变如生殖道炎症、低度宫颈上皮内瘤变等。

女性生殖道 HPV 感染比较常见,70%～90% 的感染无症状并可在 1～2 年内消失,仅5%～10% 感染女性会持续感染,有可能进一步进展;HPV 感染宫颈上皮后,因感染亚型不同、是否持续感染及持续感染时间不同,导致宫颈癌风险也显著不同。因此,选择可进行HPV 基因分型的 HPV-DNA 检测方法,对体检筛查人群的进一步分流、宫颈癌的早期发现和手术效果监测具有重要的临床意义。检测到高危型别 HPV 感染存在后,临床医生可根据检测到的具体型别、筛查者 / 患者宫颈脱落细胞病理检查结果、其他实验室检查结果以及患者自身情况等综合分析,对筛查者 / 患者进行风险分层管理,决定是否采取进一步诊疗手段或制订筛查者 / 患者的随访策略等。

【思考题】

1. 简述自动化磁珠法核酸提取技术相比其他经典的核酸提取方法,在病原体核酸检测中应用的优势。

2. 多重 PCR- 毛细管电泳片段分析法检测 HPV-DNA 失败时(如内参峰未检测到),试分析可能的原因和存在问题的环节。

(周 娟)

实验二十六　丙型肝炎病毒基因分型检测

【目的】

掌握基于 Sanger 测序的丙型肝炎病毒基因分型检测步骤和原理;熟悉丙型肝炎病毒基因分型的临床意义。

【原理】

针对丙型肝炎病毒(hepatitis C virus,HCV)基因组 RNA 的 core/E1 区设计 PCR 引物和相应的测序引物,采用 RT-PCR 结合 Sanger 测序技术,检测 HCV 常见基因型别如 1b、2a、3a、3b 和 6a 等。将待检的 HCV 血浆或血清样本进行 RNA 的提取,利用 RT-PCR 一步法扩增 HCV 基因组 RNA,获得目的片段,使极少量病毒 RNA 的特定片段成百万倍地增加。纯化 PCR 产物后,将该产物与 4 种脱氧核苷三磷酸(dNTP)、4 种带荧光标记的双脱氧核苷三磷酸(ddNTP)、DNA 聚合酶、镁离子、pH 缓冲液等混合进行测序 PCR,对测序 PCR 产物纯化后上机测序，分析样本测序结果。将所获序列在 NCBI 的 Viral Genotyping Tool 数据库进行比对，获得 HCV 基因分型。

【器材】

核酸提取仪、PCR 仪、第一代测序仪、离心机、漩涡混匀器、微量移液器、1.5ml 离心管、0.2ml PCR 反应管等。

【试剂】

1. **磁珠法核酸提取试剂**　本实验采用商品化的磁珠法核酸提取试剂盒，主要成分包括：10mg/ml 蛋白酶 K、Carrier RNA（干粉，须加入 1ml 无菌水溶解后使用）、核酸提取试剂条。

2. **丙型肝炎病毒基因分型检测试剂**　本实验采用商品化的测序分型试剂，主要成分包括：扩增反应液（引物、Tris-Cl 缓冲液、dNTP）、酶系（热启动 *Taq* 酶、逆转录酶）、BigDye 测序缓冲液（BigDye Sequencing Buffer）、BigDye（dNTP、ddNTP、酶）、测序引物。

3. **灭菌纯化水**。

4. **虾碱性磷酸酶（SAP 酶）**。

5. **BigDye X Terminator 纯化试剂盒**　本实验采用商品化的纯化试剂盒，主要成分包括：BigDye X Terminator solution、SAM solution。

【操作步骤】

1. **核酸提取**

（1）样本预处理：对全血样本，3 000r/min 离心 5 分钟，分离血浆。

（2）提取上机准备：样本管中加入 80μl 蛋白酶 K、30μl Carrier RNA，血浆 800μl。

（3）上机提取核酸：按照核酸提取仪操作说明装载仪器所需耗材和提取试剂条，完成核酸提取。核酸应立即加样或置于 −20℃ 保存备用。

2. **PCR 扩增**　按照下列体系（表 3-6），将 PCR 预混液和酶按比例配制成 PCR 反应液，分装至 PCR 反应管中，加入待测样本核酸，混匀，瞬时离心，上 PCR 扩增仪。

表3-6　PCR 扩增反应体系

试剂或组分	每反应加入量 /μl
PCR 预混液	27
酶	3
待测样本核酸	20

随后按下列条件扩增：50℃ 30 分钟，95℃ 15 分钟预变性，然后 94℃ 30 秒变性，55℃ 30 秒退火，72℃ 45 秒延伸，共 45 个循环；最后 72℃ 延伸 7 分钟。

3. **产物纯化**　PCR 扩增结束后，取 5μl PCR 产物进行 1%～2% 琼脂糖凝胶电泳（目的条带大小与引物设计匹配），然后将 PCR 产物及时进行 SAP 酶纯化处理。反应体系为：5μl PCR 产物，2μl SAP 酶。按下列条件反应：37℃ 5 分钟，80℃ 1 分钟。随后可立即进行测序 PCR 或置于 −20℃ 保存备用（保存时间不要超过 2 天）。

4. **测序 PCR**　经纯化后的 PCR 产物，按照表 3-7，配制测序 PCR 体系。

表3-7　测序PCR扩增反应体系

试剂或组分	每反应加入量/μl
无菌水	13
测序引物	1
BigDye Sequencing Buffer	3
BigDye	2
PCR产物	1

随后按下列条件扩增：96℃预变性1分钟，然后94℃ 10秒变性，50℃ 5秒退火，60℃ 4秒延伸，共25个循环；最后4℃保温。

5. **测序产物纯化**　在测序PCR反应结束后的PCR反应管中使用BigDye X Terminator纯化试剂盒进行测序产物纯化。具体步骤：在反应管中加入10μl BigDye X Terminator solution，45μl SAM solution后振荡混匀，在混匀器上3 000r/min混匀30分钟，离心1 500r/min 3分钟后，吸上清上机测序。

6. **基因分析仪测序**

（1）纯化后的测序产物加入与第一代测序仪配套的96孔板，盖好，按加样顺序编辑样品列表。根据测序仪型号选用试剂盒推荐的程序进行测序。

（2）应用Data Collection 8与Sequencing Analysis软件进行数据收集和分析。测序结果自动保存在预设位置，反应结束后打开测序结果进行分析，得到.ab1格式的文件。

【结果讨论】

1. 测序结果在NCBI的Viral Genotyping Tool数据库中进行比对分型。将病毒种类选为"HCV"，输入待分析序列，提交分析，同源性最高的毒株型别即为待测样本HCV基因型别。若测序峰图不能满足分析要求，应重新测序。

2. 测序法理论上不仅可以检测HCV 1b、2a、3a、3b、6a常见型别，对HCV其他型别也可以检测，如1a、6h、6k、6n、6u、6v型等。

【注意事项】

1. 若检测结果阴性，则无法进行基因分型。检测结果阴性并不能排除样本中存在HCV，也有可能是样本含有的HCV核酸量低于本方法的最低检测限或存在引物区突变。

2. 由于Sanger测序的局限性，本实验对混合型别HCV感染难以检测。

3. 测序反应要求使用密封性能良好的反应管，否则会影响测序效果，反应后体积<8μl应放弃测序。

4. 所有患者标本都应视为具有生物传染性，操作中应注意生物安全防护，接触标本必须穿戴相应防护用具。患者标本和操作中一次性耗材的处理都应遵循实验室生物安全防护程序。

【临床意义】

HCV是一种经血液传播引起慢性肝脏疾病的RNA病毒，其核酸是单股、线性、正链RNA。由于HCV-RNA复制所依赖的聚合酶缺乏校正功能，HCV基因组呈现高度异质性。不同的HCV基因型在致病毒力、预后、抗病毒难度和治疗反应性方面都有差异。HCV分为

6 种主要的基因型（以 1～6 表示）和一系列的亚型（以 a、b、c 等表示）。《丙型肝炎防治指南（2022 年版）》中提出丙型肝炎患者进行抗病毒治疗前可进行 HCV 基因型检测。尽管指南优先推荐无干扰素（IFN）的泛基因型方案，但基因型特异性方案仍然推荐用于临床，主要考虑其在中国的可负担性优于泛基因型方案，以及一些特殊人群（如失代偿期肝硬化、儿童 /青少年和肾损伤等患者），如格拉瑞韦 / 艾尔巴韦（基因型 1b 或 4）、来迪派韦 / 索磷布韦（基因型 1、4、5、6）、奥比帕利 / 达塞布韦（基因型 1b）等。指南强调：采用基因型特异性直接抗病毒药物（DAA）方案治疗的感染者，需先检测基因型。推荐优先使用 Sanger 测序法，可以检测出多种基因型和基因亚型，同时获得耐药相关突变信息。因此，检测 HCV 基因型有助于判断治疗的难易程度、制订个体化抗病毒治疗方案。

【思考题】

1. HCV 常见的基因分型方法有哪些？
2. Sanger 测序法用于 HCV 基因分型的优点和缺点有哪些？
3. 患者男，45 岁，慢性丙型肝炎，HCV-RNA 病毒载量为 1.5×10^5copies/ml，采用 PCR-荧光探针法进行 HCV 型别鉴定无分型结果，针对上述情况可选用哪种分型方法？

（周　娟）

第二节　遗传性疾病的分子生物学检验

遗传性疾病是由遗传物质发生改变所引起的疾病，这些改变可以来源于父母或个体自身的 DNA。随着对多种遗传性疾病的致病基因、突变类型、遗传标志的揭示，分子生物学技术不断应用于遗传性疾病的检测中，使遗传性疾病的预防、诊断和治疗发生了革命性的变化。

在遗传性疾病中，以 PCR 技术为基础，综合运用多种分子生物学检验技术，可用于检测特定致病基因点突变、插入、缺失、倒位等，其实验室诊断技术的选择依赖特定疾病的致病基因、特征性突变类型。

实验二十七　地中海贫血致病基因检测

本实验的目的是掌握跨越断裂点 PCR（Gap-PCR）检测 α 地中海贫血致病基因的原理与方法、PCR- 反向点杂交法检测 β 地中海贫血致病基因的原理与方法；熟悉 Gap-PCR 和PCR- 反向点杂交检测过程中的影响因素；了解 Gap-PCR 和 PCR- 反向点杂交技术的临床应用。

一、跨越断裂点 PCR 检测 α 地中海贫血致病基因

【原理】

α 珠蛋白基因缺失或突变，使 α 珠蛋白链功能异常或合成减少，引起 α 地中海贫血（α thalassemia）。α 地中海贫血是遗传性溶血性疾病，主要分布在热带和亚热带地区，我国南方地区是高发区。α 珠蛋白基因簇位于 16p13.3，总长约 30kb，一对 16 号染色体共 4 个 α 基因，根据 4 个 α 基因缺失状态的不同，α 地中海贫血在临床上可分为 4 种类型：Hb Bart's 病

（Hb Bart's 胎儿水肿综合征）、HbH 病、轻型和静止型 α 地中海贫血。最常见的缺失型 α 地中海贫血有东南亚型缺失（--^{SEA}）、右侧缺失（-α$^{3.7}$）、左侧缺失（-α$^{4.2}$）。

本实验利用跨越断裂点 PCR（Gap-PCR）检测 α 地中海贫血基因缺失，Gap-PCR 技术是在待检的缺失基因片段两端设计引物而进行的 PCR 反应。正常基因由于引物扩增区域太长而无法扩增，而缺失型基因由于引物扩增区域缩短而得到扩增，据此来诊断 α 地中海贫血基因缺失。

【器材】

PCR 扩增仪、台式高速离心机、漩涡混匀器、微波炉、电泳仪、电泳槽、微量移液器、吸头、0.2ml PCR 反应管、1.5ml 离心管、凝胶成像分析系统。

【试剂】

1. 人全血基因组 DNA 提取试剂盒。

2. PCR 混合引物　PCR 引物用无菌去离子水配制成 1mmol/L 的保存液，实验时使用每条引物的终浓度为 0.8pmol/L。引物的序列和扩增产物长度见表 3-8。

3. PCR 反应缓冲液。

4. dNTPs 混合液。

5. *Taq* DNA 聚合酶。

6. 电泳级琼脂糖。

7. 6× 上样缓冲液。

表 3-8　Gap-PCR 检测 α 地中海贫血致病基因的引物序列和产物长度

基因名称	引物序列	扩增的产物长度 /bp
LIS1	F: 5'-GTCGTCACTGGCAGCGTAGATC-3' R: 5'-GATTCCAGGTTGTAGACGGACTG-3'	2 503
SEA	F: 5'-CGATCTGGGCTCTGTGTTCTC-3' R: 5'-AGCCCACGTTGTGTTCATGGC-3'	1 349
α$^{3.7}$	F: 5'-CCCCTCGCCAAGTCCACCC-3' R: 5'-AAAGCACTCTAGGGTCCAGCG-3'	2 022
α$^{4.2}$	F: 5'-GGTTTACCCATGTGGTGCCTC-3' R: 5'-CCCGTTGGATCTTCTCATTTCCC-3'	1 628
α^2	F: 5'-CCCCTCGCCAAGTCCACCC-3' R: 5'-AGACCAGGAAGGGCCGGTG-3'	1 800

【操作步骤】

1. 模板 DNA 的提取　无菌采集人 EDTA 抗凝静脉血 2～3ml，用人全血基因组 DNA 提取试剂盒提取基因组 DNA，操作步骤按试剂盒说明书进行。

2. 配制 PCR 反应体系　取多个 0.2ml PCR 反应管，做好标记，冰浴条件下按表 3-9 依次加入反应所需物质，反应总体积为 50μl。

漩涡振荡混匀 PCR 反应管，离心机瞬时离心若干秒。将反应管放入 PCR 扩增仪内进行扩增。

表3-9　Gap-PCR 检测 α 地中海贫血致病基因的反应体系

组分	初始浓度	体积 /μl	反应终浓度
Taq DNA 聚合酶	5U/μl	0.5	0.05U/μl
PCR 反应缓冲液	2×	25.0	1×
dNTPs	2.5mmol/L	4.0	0.20mmol/L
混合引物	20μmol/L	0.4	8.0pmol/L
模板 DNA	200ng/L	1.0	4.0ng/μl
双蒸馏水		19.1	

3. PCR 扩增条件　PCR 扩增条件如表 3-10 所示。

表3-10　PCR 扩增条件

温度 /℃	时间 / 秒	循环数
95	60	1
97	45	
60	75	35
72	150	
72	300	1

4. PCR 产物电泳　取 10μl PCR 产物与 2μl 溴酚蓝上样缓冲液混匀，于 1% 琼脂糖凝胶电泳中分离，电压为 5V/cm，电泳至各产物片段充分分离。

5. 结果分析　在凝胶成像分析系统下观察结果。

【结果讨论】

利用 Gap-PCR 检测 α 地中海贫血基因缺失的电泳结果如图 3-2 所示。正常对照仅有一条 1 800bp 的扩增条带；单缺失杂合子有两条扩增条带，其中一条为 1 800bp 的正常条带，另一条为某一缺失型的条带；双重缺失杂合子有两条带，分别为两种缺失型的条带，无正常条带。阳性对照有 1 800bp 和 708bp 两条带，而阴性对照无条带。

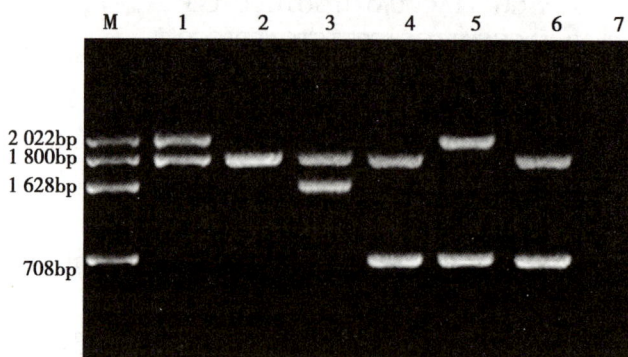

图3-2　Gap-PCR 扩增产物琼脂糖凝胶电泳结果图

M. DNA 分子量标准；1. -α³·⁷/αα（-α³·⁷ 缺失杂合子）；2. αα/αα（正常）；3. αα/-α⁴·²（-α⁴·² 缺失杂合子）；
4. αα/--ˢᴱᴬ（--ˢᴱᴬ 缺失杂合子）；5. -α³·⁷/--ˢᴱᴬ（-α³·⁷、--ˢᴱᴬ 双重缺失杂合子）；6. 阳性对照；7. 阴性对照。

【注意事项】

1. 本实验 PCR 扩增所需的 DNA 模板要求浓度在 2～200ng/μl。

2. 每次实验中应设置阴性对照和阳性对照，以对污染和扩增条件进行检测。

3. Gap-PCR 检测 α 地中海贫血致病基因时，电泳时间要足够充分，以使产物片段充分分离。

【临床意义】

α 地中海贫血，即 α 珠蛋白生成障碍性贫血，主要分布在热带和亚热带地区，我国南方地区是高发区。地中海贫血临床表现的严重程度与 α 珠蛋白链减少的程度直接相关，可分为：静止型、轻型、HbH 病、Hb Bart's 病（Hb Bart's 胎儿水肿综合征）。

结合现有商品化检测试剂盒，Gap-PCR 检测法操作较为简便、快速，并能得出准确的结果。利用这种方法在临床上对 α 地中海贫血致病基因的缺失杂合子、缺失纯合子、双重缺失杂合子均可进行诊断。

二、PCR- 反向点杂交法检测 β 地中海贫血致病基因

【原理】

β 珠蛋白基因簇位于 11p15.3，总长约 70kb，包含 5 个功能基因，即在胚胎期表达的 ε（HBE1）、在胎儿期表达的 ^{G}γ（HBG2）和 ^{A}γ（HBG1），以及在成人期表达的 β（HBB）和 σ（HBD）。导致 β 地中海贫血的遗传变异主要为 HBB 基因的点突变或小片段缺失，少数为大片段的缺失。常见的 β 地中海贫血有静止型（β^{++}/β^N）、轻型（β^0/β^N 或 β$^+$/β^N）、中间型（β$^+$/β$^+$ 或 β$^+$/β^0）、重型（β$^+$/β^0 或 β^0/β^0）。

本实验利用 PCR- 反向点杂交法检测 β 地中海贫血基因缺失。PCR- 反向点杂交法通过设计特异的 PCR 引物且其 5′ 端用生物素进行标记，扩增获得一定长度的 DNA 片段，该片段包含了所要检测的各位点。根据检测位点碱基差异，按照碱基互补配对原则，设计特异性识别某种基因型的寡核苷酸探针组合，分别固定在尼龙膜的特定位置上，制成检测膜条。PCR 扩增产物与探针通过分子杂交反应及显色反应，观察检测膜上各位点信号的有无，判断该探针是否与 PCR 产物杂交，从而确定待检样本的基因型。

【器材】

PCR 扩增仪、核酸杂交仪或恒温振荡培养箱、水浴箱、50ml 离心管、微量移液器、吸头、0.2ml PCR 反应管。

【试剂】

1. 人全血基因组 DNA 提取试剂盒。

2. 商品化 β 地中海贫血致病基因诊断试剂盒　PCR 反应液、β 地中海贫血致病基因杂交及显色试剂（膜条、POD 母液、TMB、矿物油、30% H_2O_2）。

3. 20×SSC（pH 7.0）　称取 NaCl 175.3g，二水合枸橼酸三钠 88.2g，加双蒸馏水约 800ml 溶解，用浓 HCl 调 pH 至 7.0，加双蒸馏水定容至 1 000ml，高压灭菌，室温保存。

4. 10% SDS（pH 7.0）　称取 SDS 20g，加双蒸馏水约 180ml，加热至 68℃溶解，用浓 HCl 调 pH 至 7.0，加双蒸馏水定容至 200ml，室温保存。

5. **1mol/L 枸橼酸钠（pH 5.0）** 称取二水合枸橼酸三钠 147.05g,加双蒸馏水约 350ml 溶解,用浓 HCl 调 pH 至 5.0,加双蒸馏水定容至 500ml,4℃保存。

6. **A 液（2×SSC,0.1% SDS）** 20×SSC 100ml,10% SDS 10ml,加双蒸馏水定容至 1 000ml。

7. **B 液（0.5×SSC,0.1% SDS）** 20×SSC 25ml,10%SDS 10ml,加双蒸馏水定容至 1 000ml。

8. **C 液（0.1mol/L 枸橼酸钠）** 1mol/L 枸橼酸钠 100ml,加双蒸馏水稀释定容至 1 000ml。

9. **孵育液** 用 A 液和 POD 母液按 1:2 000 的比例配制。

10. **显色液** C 液 19ml,TMB 1ml,30% H_2O_2 2μl,混匀即可。

11. **无水乙醇。**

【操作步骤】

1. **模板 DNA 的提取** 无菌采集人 EDTA 抗凝静脉血 2～3ml,用人全血基因组 DNA 提取试剂盒提取基因组 DNA,操作步骤按试剂盒说明书进行。

2. **PCR 反应体系配制** 取出 PCR 反应液（商品化 β 地中海贫血致病基因诊断试剂盒中所包含）后,于 12 000×g 离心 10 秒,取 23μl 并向其中加入上述提取的待测模板 DNA 2μl,加 1 滴矿物油。

3. **PCR 扩增条件** PCR 扩增条件见表 3-11。

表 3-11 PCR 扩增条件

温度 /℃	时间 / 分	循环数
50	15	1
95	10	1
94	1	
55	0.5	35
72	0.5	
72	5	1

4. **杂交** 取 15ml 离心管,放入标有样品编号的膜条,加入 A 液 5～6ml 及所有对应的 PCR 产物,拧紧管盖,再稍微拧松,以免加热时管盖爆开。将离心管放入沸水浴中 10 分钟（确保杂交液液面完全位于沸水浴液面之下）,取出拧紧离心管盖,放入杂交仪 43℃杂交 1.5～4 小时。另取 50ml 离心管,加入 45ml B 液于杂交仪中预热至 43℃。

5. **洗膜** 取出膜条,转移至装有预热 B 液的 50ml 离心管中,于 43℃轻摇洗涤 15 分钟（每管 45ml B 液,最多可同时洗涤 4 张膜）。

6. **显色** 将膜条放入孵育液中,室温轻摇浸泡 30 分钟,弃去孵育液。用 A 液室温轻摇洗 2 次,每次 5 分钟。再用 C 液室温洗涤 1～2 分钟,同时配制新鲜的显色液。将膜条浸泡于显色液中避光显色 5～10 分钟,然后用纯水洗 1～2 次即可观察结果。

7. **结果分析** 膜条上的探针排列顺序见图 3-3,根据膜上所产生的蓝色杂交斑点信号判断 β 地中海贫血致病基因的类型。

41-42N	654N	-28N	71-72N	17N	βEN	31N	27/28M
41-42M	654M	-28M	71-72M	17M	βEM	31M	IVS-I-1M
43M	-32M	-29M	-30M	14-15M	CAPM	IntM	IVS-I-5M

图 3-3 膜条上探针的排列顺序

注：最后一个字母"N"代表正常，"M"代表突变。

【结果讨论】

利用 PCR- 反向点杂交法检测 β 地中海贫血致病基因，主要会出现 4 种结果。若待检样品为正常样品，未检测到 β 地中海贫血致病基因，此时的膜上 7 个正常位点均有显色信号，而其他位点无显色，如图 3-4 所示。

41-42N●	654N●	-28N●	71-72N●	17N●	βEN	31N●	27/28M
41-42M	654M	-28M	71-72M	17M	βEM	31M	IVS-I-1M
43M	-32M	-29M	-30M	14-15M	CAPM	IntM	IVS-I-5M

图 3-4 正常待检样品的检测显示结果

若待检样本为单突变杂合子，此时的膜上 7 个正常位点以及这个突变位点均有显色信号，以 41-42M/N 单突变杂合子为例，其在膜条上的显色如图 3-5。

41-42N●	654N●	-28N●	71-72N●	17N●	βEN	31N●	27/28M
41-42M●	654M	-28M	71-72M	17M	βEM	31M	IVS-I-1M
43M	-32M	-29M	-30M	14-15M	CAPM	IntM	IVS-I-5M

图 3-5 41-42M/N 单突变杂合子的检测显示结果

若待检样本为双重杂合子突变，此时的膜上 7 个正常位点以及对应的 2 个突变位点均有显色信号，以 41-42M/654M 双重突变杂合子为例，其在膜条上的显色如图 3-6。

41-42N●	654N●	-28N●	71-72N●	17N●	βEN	31N●	27/28M
41-42M●	654M●	-28M	71-72M	17M	βEM	31M	IVS-I-1M
43M	-32M	-29M	-30M	14-15M	CAPM	IntM	IVS-I-5M

图 3-6 41-42M/654M 双重突变杂合子的检测显示结果

若待检样本是纯合子突变，此时的膜上只有该突变位点有显色，而其他位点均无显色信号，以 41-42M 纯合子突变为例，其在膜上的显色如图 3-7。

41-42N	654N	-28N	71-72N	17N	βEN	31N	27/28M
41-42M●	654M	-28M	71-72M	17M	βEM	31M	IVS-I-1M
43M	-32M	-29M	-30M	14-15M	CAPM	IntM	IVS-I-5M

图 3-7 41-42M 纯合子突变的检测显示结果

【注意事项】

1. 本实验 PCR 扩增所需的 DNA 模板要求浓度在 2～200ng/μl。

2. 每次实验中应设置阴性对照和阳性对照，以对污染和扩增条件进行检测。

3. PCR- 反向点杂交法检测 β 地中海贫血致病基因时，杂交全过程要避免用手接触膜条，可用镊子夹取膜条边角进行操作。

【临床意义】

β 地中海贫血是由于 β 珠蛋白基因上多个位点突变所导致的 β 珠蛋白肽链合成显著减少或缺失所致。本病严重影响患者的生长发育和生活质量，我国长江以南大部分省区如广东、广西、云南、贵州、海南等为高发区。目前全世界发现的 β 地中海贫血基因突变类型已超过 200 种，而中国 β 地中海贫血基因突变类型有 34 种，突变是 β 地中海贫血的主要分子基础及发病原因。

PCR- 反向点杂交法具有高特异性、高灵敏性、操作较为便捷快速、检测结果准确等特点。利用这种方法可在临床上对 β 地中海贫血致病基因的单突变杂合子、双重突变杂合子、纯合子突变进行检测，是疾病诊断、产前诊断的辅助手段，对控制重症 β 地中海贫血患儿出生和疾病遗传具有重要价值。

【思考题】

1. Gap-PCR 和普通 PCR 的主要区别是什么？

2. 若膜条上整张膜都没有蓝色杂交斑点产生，说明什么？

3. 某一亚热带地区的妇女具有不明原因的流产史，今孕 13 周，在产前诊断中对其进行 α 和 β 地中海贫血基因检测，结果为（αα/--^{SEA}，β^N/β^N），请问需要进一步做哪些检测？

（李雪霞）

实验二十八　进行性假肥大性肌营养不良相关基因检测

【目的】

掌握进行性假肥大性肌营养不良分子诊断的基本原理；熟悉多重连接依赖性探针扩增技术的原理和基本方法；了解多重连接依赖性探针扩增技术的质量控制。

【原理】

多重连接依赖性探针扩增（multiplex ligation-dependent probe amplification，MLPA）是对靶核苷酸序列进行定性和定量分析的技术。通过多重 PCR 扩增反应检测探针杂交和连接反应的组合，可在同一反应管内同时检测最多 60 个 DNA 序列的拷贝数变化，已广泛应用于进行性假肥大性肌营养不良（Duchenne muscular dystrophy，DMD）缺失或重复突变的临床基因检测。

MLPA 基本的实验流程包括 DNA 变性、探针与靶序列 DNA 杂交、连接、PCR 扩增、产物通过毛细管电泳分离、通过软件分析获得结论。在样品 DNA 初始变性后，将 MLPA 探针混合物添加到样品中。通常，每对 MLPA 探针包含 2 条单链 DNA，即探针 A 和探针 B。每组 MLPA 探针混合物包括多达 60 对不同的 MLPA 探针，每个探针识别 1 个特异的靶序列。探针 A 接上通用引物组成短探针；探针 B 接有一段填充序列和通用引物组成长探针。在同一反应体系中,每条长探针中填充序列的长度不等,按照5~7个碱基递增,因此每一对探针的总长度是特异的,以保证其扩增产物在后续步骤中被辨识。通过变性杂交,探针A与B分别与靶序列特异性结合,再借助连接酶作用,两探针连接形成以5~7个碱基递增的连接产物。以此为模板加入带荧光标记的通用引物进行PCR扩增,生成的产物在毛细管电泳时按短片段先出峰的原则,形成MLPA图谱。连接反应高度特异,若靶序列与探针序列不完全互补,连接反应也就无法进行,就会导致图谱的异常。图谱中峰信号代表相应的外显子,如果峰信号缺失则提示相应的外显子缺失。与分子量内标比较,峰信号的降低或增高分别提示外显子拷贝数减少或重复。

【器材】

PCR仪(盖可加热至100℃)、毛细管电泳仪、台式高速离心机、微量移液器等;PCR反应管、1.5ml离心管、吸头等。

【试剂】

1. **基因组提取试剂** 参照"实验一 基因组DNA的分离与纯化"。

2. **MLPA反应试剂** 某商品化MLPA试剂盒(含特异性探针、引物和缓冲液);连接反应试剂盒(Ligase-65连接酶和缓冲液);PCR扩增试剂盒(含带荧光的正向引物、反向引物、DNA聚合酶、dNTPs和缓冲液)。

3. **毛细管电泳试剂** 甲酰胺(Hi-Di Formamide)、DNA分子量标准(如GeneScan 500 LIZ)、电泳胶、缓冲液等。

4. **其他** 超纯水、TE等。

【操作步骤】

1. **采集标本并提取DNA** 步骤参照"实验一 基因组DNA的分离与纯化",获得基因组DNA的A_{260}/A_{280}为1.7~1.9,浓度为20~30ng/μl,含5~10mmol/L Tris-Cl(pH 8.0~8.5)。

2. **DNA变性** 取5μl(20ng/μl)的样品DNA,98℃处理5分钟,温度降至25℃保持。

3. **探针与DNA杂交** 取出变性后DNA,降至室温,加入1.5μl MLPA缓冲液和1.5μl MLPA混合引物后,升温至95℃,保持1分钟,再进行60℃温浴18小时,得到杂交探针。

4. **杂交探针的连接** 取杂交探针54℃孵育,加入连接酶混合液,体积比为1:4,反应15分钟,升温至98℃处理5分钟,灭活连接酶后,降温至20℃保持,获得连接产物。

5. **连接产物的扩增** 取连接产物,加入DNA聚合酶混合液,体积比为4:1,进行PCR扩增,扩增条件为95℃、30秒,60℃、30秒,72℃、60秒进行35个循环,72℃再处理20分钟后,于15℃保持。

6. **毛细管电泳** DNA分子量标准、电泳运行电压和毛细管长度、电泳胶、荧光染料及MLPA反应扩增产物用量的选择等,都取决于毛细管电泳仪的类型。以ABI 3500 Dx型毛细管电泳仪为例进行实验:以FAM标记引物,选用50cm毛细管和POP7电泳胶,在15kV电压下进行Fragment Analysis检测。取0.7μl扩增产物、0.3μl LIZ 500 SIZE Standard和9μl Hi-Di Formamide混匀,86℃反应3分钟,4℃再处理2分钟,之后将样品上毛细管电泳仪,进行Fragment Analysis操作。

7. **结果分析** 所得结果通过Coffalyser软件进行分析,了解目的基因的片段缺失或扩增情况。

【结果讨论】

1. 首先分析比较同一家系中可能的携带者与先证者的 MLPA 图谱中各外显子的信号高度。理论上，致病基因携带者缺失一个外显子拷贝，相应的外显子高度应低于正常对照的 50%；反之外显子重复则其高度应高约 50%。

2. 图 3-8 的毛细管电泳检测结果显示，相比于 A 中的对照 DNA 分子量标准，B 中黑线处指示 B 样本的 67 号外显子缺失。

3. PCR 扩增其他家系患者及正常对照者的基因片段（含 67 号外显子），确认 DMD 基因是否发生缺失突变。

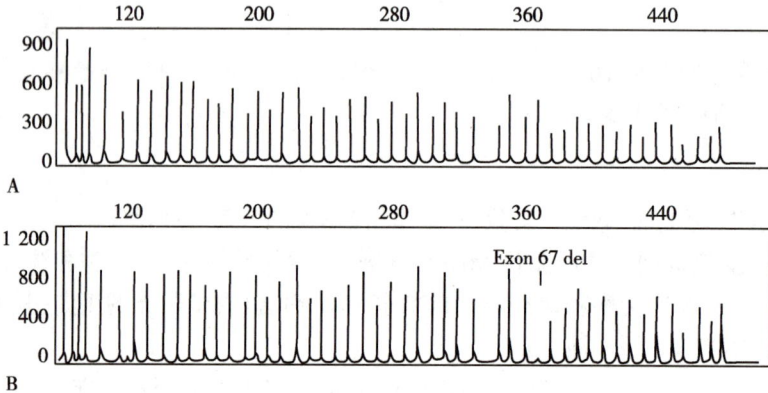

图 3-8　毛细管电泳峰图显示 67 号外显子缺失

4. MLPA 无法检测到探针目标序列之外的任何缺失或重复，也无法检测到拷贝数倒位或易位。某些拷贝数变异可能是由体细胞改变引起，因此并非 MLPA 检测到的所有缺失和重复都是致病性的。健康个体的种系拷贝数变化可在基因组变异数据库（Database of Genomic Variants，DGV）中查询。

【注意事项】

1. 样品 DNA 的质量和数量直接影响 MLPA 反应的结果，过多的盐、肝素或 EDTA 残留都会显著降低 MLPA 反应效率。因此，需要使用适宜的 DNA 提取方法，避免 DNA 降解和残留盐等污染，用超纯水或 TE 缓冲液稀释 DNA。

2. **参考品和质控品的选择**　参考品须选择从健康个体获得的 DNA 样品，其具有由靶探针和参考探针检测到的正常拷贝数的序列，其在提取方法和样品来源等方面都尽可能与测试样品相似；每次 MLPA 实验应至少包括 3 个参考品，并随机分配在实验中，以最大限度地评估每次 MLPA 实验中每个探针的结合能力。在每次 MLPA 实验中还应包括至少 1 个阴性质控和 1 个阳性质控。阴性质控建议选择无 DNA 样品，如 TE，以监测 TE、MLPA 试剂、电泳试剂或毛细管的污染情况。阳性质控建议选择多份已知存在不同变异类型的质控品，在每次实验时更换，以便评估检测能力。

3. 电泳分析的质量控制主要包括荧光校准、DNA 分子量标准、峰值检测和归一化等步骤。需要使用与探针标记相匹配的荧光校准标准品进行光谱校准，以准确检测引物上的染料标记；需要使用与探针长度相匹配（通常是 130～480bp）的 DNA 分子量标准确定样品峰大小并校正进样误差；需要使用专业的软件（如 Coffalyser）进行峰值检测和归一化，以消除不同样品间的变异。

4. 如果探针检测到的目标序列中或附近的序列变化（如 SNPs、点突变、小 INDEL）可能导致假阳性结果。电泳时如果一个或多个峰值偏离标度，一个或多个外显子的重复可能会被掩盖，导致假阴性结果。因此，要认真分析毛细管电泳峰图，必要时可进行基因组 DNA 测序分析以明确变异情况。

【临床意义】

针对 *DMD* 基因变异，一般首先采用 MLPA 技术进行大片段缺失 / 重复的检测，但 MLPA 技术只能检测已知探针覆盖区域的靶序列拷贝数变化。因此，对于未发现大片段缺失 / 重复致病性变异的患者，需再进行基因组 DNA 测序分析，目前临床首选外显子靶向捕获二代测序技术。

【思考题】

患儿，男，5 岁，以"发现双下肢无力 1 年余"主诉入院。

临床表现：病初表现为走路慢、易跌跤，上楼梯时须手扶栏杆或墙壁，走路步态正常；上述表现进行性加重，现患儿走路脚尖着地，上楼梯须爬行，蹲位时站立困难，频繁跌跤，走路时骨盆向两侧上下摆动。

既往、个人史：患儿 2 岁 1 个月因"肺炎"住院治疗时，心肌酶谱检查提示肌酸激酶同工酶 411.5U/L，肌酸激酶 15 481.0U/L，但当时患儿行走无异常，家属未进一步检查。

1. 该患者最有可能的单基因遗传病诊断是什么？为明确诊断，首选哪项检测？

2. 在 MLPA 实验的电泳峰图中，如果 MLPA 探针峰未在电泳峰图的基线，分析其可能的原因是什么？

（代 娣）

实验二十九　遗传性耳聋相关基因检测

【目的】

掌握荧光 PCR- 熔解曲线法的原理和操作；熟悉荧光 PCR- 熔解曲线法检测遗传性耳聋相关基因过程中的影响因素；了解遗传性耳聋相关基因检测的临床意义。

【原理】

遗传性耳聋是一种常见的遗传性疾病，新生儿的发病率为 1‰～3‰。遗传性耳聋的遗传方式常见的有 3 种：常染色体显性遗传（*GJB3* 基因）、常染色体隐性遗传（*GJB2* 基因、*SLC26A4* 基因）、线粒体遗传（*12S rRNA*）。这 4 个基因上分别有多个突变位点，在这些位点中发生单个或多个突变，均可致遗传性耳聋。目前已批准有多种遗传性耳聋相关基因检测的试剂盒，覆盖了这 4 个基因上的 20 多个突变位点（表 3-12）。

荧光 PCR- 熔解曲线法是一种基于 PCR 原理的技术，荧光标记的探针与 PCR 产物杂交，并在正常 PCR 反应上加一个熔解曲线的反应条件，当温度由 60℃升至 95℃时，PCR 仪每隔一定的温度检测一次信号，最后将收集的信号绘制出熔解曲线，再将熔解曲线一次微分得到峰形图。利用荧光 PCR- 熔解曲线法检测遗传性耳聋相关基因，首先用引物分别扩增 4 个耳聋基因，再通过荧光标记的探针与 PCR 耳聋基因产物形成的双链杂交体进行熔解曲线分析。在杂交过程中，荧光探针与变性的双链 DNA 发生杂交，从而产生荧光信号，PCR 仪收集所产生的荧光信号并绘制熔解曲线。熔解曲线显示了 PCR 产物在不同温度下荧光强度的变化情况，从而判断样本的 4 个耳聋基因是否存在突变及相应的突变类型。

表 3-12 已批准的遗传性耳聋相关基因检测试剂盒的基因及其突变位点

基因名称	突变位点
GJB3	c.538C＞T、c.547G＞A
GJB2	c.235delC、c.299_300delAT、c.109G＞A、c.176_191del16、c.257C＞G、c.512insAACG、c.427C＞T、c.35insG、c.35delG、c.167delT
SLC26A4	c.919-2A＞G、c.2168A＞G、c.1174A＞T、c.1226G＞A、c.1229C＞T、c.1975G＞C、c.2027T＞A、c.589G＞A、c.1707＋5G＞A、c.917insG、c.281C＞T、c.2162C＞T
mtDNA 12S rRNA	m.1494C＞T、m.1555A＞G、m.1095T＞C

【器材】

全自动医用 PCR 分析系统、掌式离心机、振荡器、微量移液器、吸头。

【试剂】

1. 人全血基因组 DNA 提取试剂盒。

2. 商品化遗传性耳聋基因检测试剂盒 荧光 PCR-熔解曲线法，包含引物、荧光标记的探针、*Taq* 酶、*UNG* 酶等。

【操作步骤】

1. 模板 DNA 的提取 无菌采集人 EDTA 抗凝静脉血 2～3ml，用人全血基因组 DNA 提取试剂盒提取基因组 DNA，操作步骤按试剂盒说明书进行。

2. 配制 PCR 反应体系 取出 4 种遗传性耳聋相关基因的 PCR 反应液各 1 管（商品化遗传性耳聋基因检测试剂盒中所包含），$12\,000 \times g$ 离心 10 秒，分别向其中加入 25μl 所提取的 DNA 样本，漩涡振荡混匀 20 秒，瞬时离心。

3. PCR 扩增 PCR 扩增条件如表 3-13。

表 3-13 耳聋基因 PCR 扩增条件

条件		循环数	阶段
50℃	2min	1	*UNG* 酶处理
95℃	10min	1	预变性
95℃	15s		
65℃	15s（每个循环下降1℃）	10	降落循环程序
76℃	20s		
95℃	15s		
55℃	26s	50	PCR 循环程序
76℃	20s		

4. 熔解曲线分析 熔解曲线分析程序为 95℃，1 分钟；35℃，3 分钟；40～85℃，升温速率为 0.04℃/s，设置在此阶段收集荧光信号。总共进行 1 次循环收集。

5. 结果分析　若在某个通道里既有野生型峰，又有突变型峰，或有野生型峰和突变型峰的融合峰，而其他通道为野生型峰，则为杂合型突变；若在 2 个或 2 个以上通道有突变型峰，而其他通道为野生型峰，则为复合杂合型突变；若只有 1 个突变型峰，其他通道为野生型峰，则为纯合型突变；若所有通道里只有野生型峰，则为野生型。

【结果讨论】

1. 导致遗传性耳聋的 4 个基因，可能产生的突变类型包括纯合型突变、杂合型突变、复合杂合型突变。在每次进行检测时，都应设置野生型对照和阴性对照。野生型在每个通道里应均有熔解峰且熔点在对应的参考值范围内，阴性对照应无任何熔解峰。将样本所产生的熔解曲线和野生型的熔解曲线进行对比，以此判断是哪种类型的突变。

2. 熔解曲线的 T_m 值是熔解曲线中的重要参数，目标基因熔解曲线的 T_m 值是由其产物长度和 GC 含量决定的。目标基因的 qPCR 产物长度越长、GC 含量越高，T_m 值就越大；反之 T_m 值越小。如果出现一个非特异性扩增产物，那么 qPCR 最终产物由目的产物和非特异性产物共同构成，因两者长度和 GC 含量不同，在熔解曲线上就会出现两个 T_m 值，即出现两个峰。若样本熔解峰与野生型对照熔解峰差异（ΔT_m 值）在 ±1℃以内，即为野生型峰；差异若超过 ±2℃，则根据结果分析的判定原则判断具体位点的突变类型。

【注意事项】

1. 为保证实验结果的准确性，所有一次性消耗物品使用前应进行无菌处理。

2. 提取的人全血 DNA 样本应尽快完成检测，如不能尽快检测，可放于 2～8℃保存 7 天，于 −18℃储存 6 个月。DNA 模板要求浓度在 2～200ng/μl。

3. PCR 反应管应避光保存。

4. 振荡混匀瞬时离心后，要尽量避免产生气泡。

5. 操作过程吸液要准确，避免交叉污染。

6. 反应结束后，PCR 反应管应封口封严，按污染源处理。

【临床意义】

通过商品化的检测试剂盒，利用探针与不同目标序列杂交能力的差异，可同时实现对 4 个常见遗传性耳聋基因 *GJB2*、*GJB3*、*SLC26A4*、*mtDNA 12S rRNA* 上的 20 余种突变类型进行检测。通过探针的覆盖，可检测出不同位点和不同突变类型的突变，通过熔解曲线的熔点差异值进行结果判读，直观准确。荧光 PCR- 熔解曲线法不需要 PCR 后处理，直接在自动化 PCR 仪上同步完成，操作步骤简化，效率提高，并大大降低了扩增产物污染发生的概率，适合应用于临床分子生物学诊断。

【思考题】

1. 遗传性耳聋的遗传模式有哪些类型？

2. 足月儿，出生体重正常，无外耳畸形，无耳聋家族史，父母非近亲结婚，孕期无病毒感染史等。行新生儿听力初筛，双耳通过，无明显临床表现异常。但所采足跟血进行常见遗传病基因筛查时，检测到其 *GJB2* 基因位点存在纯合型突变：c.109G＞A。请问该检测结果表明什么？

（李雪霞）

115

第三节 肿瘤的分子生物学检验

肿瘤的发生和发展是一个多因素、多阶段、多基因变异累积而导致的正常细胞恶性变的复杂病变过程。肿瘤发生过程中，常常涉及多个内在因素即基因的改变，包括癌基因和抑癌基因的突变、细胞基因组的不稳定、表观遗传学的变异、细胞增殖和凋亡调节紊乱、细胞信号转导和周期调控变异等，并涉及肿瘤血管生成、肿瘤转移和免疫逃逸等。肿瘤的分子生物学检验是以 DNA、RNA、蛋白质分子为材料，采用分子生物学技术对肿瘤细胞的异常基因和／或异常表达作出特异性诊断的方法和过程，可辅助肿瘤的诊断、指导肿瘤个体化治疗、预测疗效和复发等。本节以白血病融合基因 *BCR-ABL*、人表皮生长因子受体 2（human epidermal growth factor receptor 2，HER-2）基因、表皮生长因子受体（epidermal growth factor receptor，EGFR）基因为例，介绍分子生物学技术在肿瘤疾病诊疗中的应用。

实验三十 白血病融合基因 *BCR-ABL* 检测

【目的】

掌握白血病融合基因 *BCR-ABL* 检测（RT-PCR 法）的基本原理；熟悉白血病融合基因 *BCR-ABL* 检测的基本操作流程、注意事项和临床意义。

【原理】

融合基因 *BCR-ABL210* 是白血病融合基因 *BCR-ABL* 的常见亚型。本实验根据融合基因 *BCR-ABL210* 的序列特征设计特异性的扩增引物和检测探针，通过一步法 RT-PCR 技术进行检测。在实验的过程中，引入一系列已知浓度的标准品与未知样品同时进行扩增，利用系列标准品 PCR 扩增信号达到阈值的循环数（Ct 值）与已知浓度对数做直线回归得到标准曲线，由软件根据待测样本的 Ct 值计算出样品的起始模板浓度。本实验中同时检测白血病融合基因 *BCR-ABL210* 和内参基因的 RNA 含量，通过两者比值评估白血病融合基因 *BCR-ABL210* 的表达水平。

【器材】

移液器（10μl、200μl、1 000μl）及其配套的带滤芯的吸头、1.5ml 离心管、台式高速离心机、漩涡混匀器、微型离心机、超微量分光光度计、0.2ml PCR 反应管、荧光定量 PCR 仪。

【试剂】

本实验使用商品化的检测试剂盒：白血病融合基因 *BCR-ABL210* 检测试剂盒（荧光 RT-PCR 法）。试剂盒主要包括：*BCR-ABL210* 反应液（*BCR-ABL210* 基因的引物和探针、dNTPs、Mg^{2+}、缓冲液）、内参基因反应液（内参基因的引物和探针、dNTPs、Mg^{2+}、缓冲液）、混合酶液（DNA 聚合酶、逆转录酶）、阴性对照、*BCR-ABL210* 临界阳性和强阳性对照、*BCR-ABL210* 参考品（1×10^6copies/ml、1×10^5copies/ml、1×10^4copies/ml、1×10^3copies/ml）、内参基因参考品（1×10^6copies/ml、1×10^5copies/ml、1×10^4copies/ml、1×10^3copies/ml）。

【操作步骤】

1. **模板 RNA 提取** 标本来源为 EDTA 抗凝的骨髓或血液样本,参照"实验二 RNA 的分离与纯化",提取人类基因组 RNA,提取完毕应立即进行检测,否则于 -80℃保存。

2. **PCR 反应体系准备**

(1)试剂的配制

1)反应液、混合酶液、对照品、参考品等,室温融化并振荡混匀后,2 000r/min 离心 10 秒备用。

2)*BCR-ABL210* 融合基因反应体系和内参基因反应体系的配制均按照"反应液 8μl + 混合酶液 2μl"的比例进行配制。

3)*BCR-ABL210* 融合基因 PCR 反应管数包含:样本数 +3 管对照品(阴性对照、临界阳性对照、强阳性对照)+4 管参考品;内参基因 PCR 管数包含:样本数 +1 管阴性对照 +4 管参考品。

4)取 1.5ml 离心管,按上述配制比例和数量,配制好的 PCR 预混液按每管 10μl 的量,分装于各 0.2ml PCR 管内。

(2)反应体系制备:分别将模板 RNA、对照品、各参考品 15μl,置于装有 PCR 预混液的 PCR 管中,配制成 25μl 的反应体系。操作完成后务必盖紧管盖,并清晰记录样本编号,避免样本混淆。

3. **PCR 扩增反应** 混匀、瞬时离心后,将 PCR 管放到 PCR 仪中,设定 PCR 反应程序:42℃,30 分钟;94℃,5 分钟;94℃,15 秒;60℃,60 秒,40 个循环。在 PCR 循环的第二步 60℃时收集荧光信号,荧光检测通道设置为 FAM 通道。

【结果讨论】

1. **扩增曲线的分析**

(1)基线的确定:一般情况下,软件默认设定 3~15 个循环的平均荧光信号为基线。实验中,一般选择曲线波动较小,较稳定的那段作为基线,可根据实际情况自行酌情调整。

(2)阈值的确定:在阴性对照无扩增的情况下,阈值设定在无扩增曲线样本的最高点,即以高于无扩增增长曲线的最高点,且阴性对照未检出为原则,确定起始阈值。

2. **结果有效性判断**

(1)四个参考品的 Ct 值应≤36,标准曲线拟合度的绝对值应≥0.980。

(2)阴性对照的 Ct 值应≥38 或显示"Undet";强阳性对照的 Ct 值应≤32;临界阳性对照的 Ct 值应大于强阳性对照的 Ct 值,且≤36。

3. **结果定性和定量判断**

(1)定性判断:标准见表 3-14。

对于内参反应液 Ct 值 >36 且 *BCR-ABL210* 反应液 Ct 值 >36 的标本,需对该样本加大取样量,重新提取后进行 PCR 检测,结果判断按表 3-14 进行判定。如仍出现内参反应液 Ct 值 >36 且 *BCR-ABL210* 反应液 Ct 值 >36 的情况,则判断为样本不符合要求。

(2)定量判断:在标本 *BCR-ABL210* 融合基因为阳性且 *BCR-ABL210* 和内参基因的检测浓度均≥1×10^2copies/ml 时,进行定量结果分析。首先根据参考品浓度和相应的 Ct 值获得两条标准曲线,分别得到各标本 *BCR-ABL210* 基因的检测浓度(A)和内参基因的检测浓度(B)。

表 3-14　*BCR-ABL210* 融合基因定性结果判读

序号	*BCR-ABL210* 反应液（Ct 值）	内参反应液（Ct 值）	结果判读
1	Ct 值≤36	—	*BCR-ABL210* 融合基因阳性
2	Ct 值≥38	Ct 值≤36	*BCR-ABL210* 融合基因 RNA 低于最低检出限
3	36＜Ct 值＜38	Ct 值≤36	重新进行 PCR 检测。重测后，内参反应液 Ct 值≤36 的情况下，*BCR-ABL210* 反应液 Ct 值＜38，则判断为"阳性"；若 *BCR-ABL210* 反应液 Ct 值≥38，则判断为"低于最低检出限"

1）若 A＞$1×10^7$copies/ml，则不在线性范围内，须适当稀释后重测。

2）若 B＞$1×10^7$copies/ml，则不在线性范围内，须适当稀释后重测。

3）若 A 和 B 均在 $1×10^2$～$1×10^7$copies/ml 范围内，则报告为 *BCR-ABL210* 基因的检测浓度（A）和内参基因的检测浓度（B）的比值即（A/B）×100%。

（3）检测最小残留病灶：为了能检测到低至万分之一的融合基因，对于治疗后的患者，其内参基因的检测 Ct 值须小于 23，以确保加入的核酸浓度较高，提高目标基因检测的灵敏度。

【注意事项】

1. 实验操作应在临床基因扩增实验室分区进行，严格遵守 PCR 实验室制度，实验前、中、后均要注意防止污染，如加样时避免交叉污染、产物的密封处理、实验室的定期清洁等。

2. 试剂盒的检测标本为骨髓或外周血，操作者均应视之为潜在传染源，并严格按照生物制品安全操作规范操作。

3. 骨髓或血液样本应使用 EDTA 抗凝，避免使用肝素抗凝，因肝素对 PCR 反应有抑制作用。

4. 检测试剂应 -20℃冷冻保存，并避免反复冻融，不同批号试剂不可混用。

5. 为避免 RNA 降解对实验的影响，样本采集后应立即提取，或存放于 2～8℃并于 24 小时内提取；提取应在无 RNA 酶的环境中进行，并使用无 RNA 酶的耗材。提取好的 RNA 应立即进行检测或存放于 -80℃。

【临床意义】

1. 慢性髓性白血病（chronic myeloid leukemia，CML）具有标志性细胞遗传学异常 t（9;22）（q34;q11）形成的 Ph 染色体，分子水平形成 *BCR-ABL* 融合基因导致 ABL 酪氨酸激酶处于持续活化状态，这是 CML 发生的核心机制，也是 CML 特异性的分子生物学诊断指标。《慢性髓性白血病中国诊断与治疗指南（2020 年版）》中 CML 的诊断标准为有典型的临床表现，有 Ph 染色体或有 *BCR-ABL* 融合基因阳性即可确诊。因此检测 Ph 染色体和 / 或 *BCR-ABL* 融合基因能够对 CML 作出有效诊断。根据 *BCR* 基因断裂点位置不同，*BCR-ABL* 融合基因分为 *BCR-ABL*190、*BCR-ABL*210、*BCR-ABL*230 等亚型，98% 为 *BCR-ABL*210。

2. *BCR-ABL* 融合基因检测是 CML 患者长期治疗过程中疗效监测的基本手段。检测 *BCR-ABL* mRNA 水平可准确反映白血病负荷，用于 CML 患者分子生物学反应评估。美国国立综合癌症网络（NCCN）指南及中国 CML 指南中对 CML 患者酪氨酸激酶抑制剂（tyrosine kinase inhibitor，TKI）疗效评估，均依据治疗后特定时间点是否获得特定的细胞遗传学(Ph 染色体阳性率)及分子生物学反应(*BCR-ABL* mRNA 水平),评估患者是否获得最佳疗效,并提示是否需要换用二代或三代 TKI。

【思考题】

1. 本实验白血病融合基因检测过程中,同时检测内参基因的意义是什么?

2. 本实验阴性结果能否完全排除白血病融合基因 *BCR-ABL* 的存在?为什么?

(向 波)

实验三十一　人表皮生长因子受体－2 基因检测

【目的】

掌握荧光原位杂交(fluorescence in situ hybridization,FISH)技术检测人表皮生长因子受体 -2 基因(*HER-2* 基因)扩增水平的基本原理;熟悉基本操作流程、结果判读方法和实验注意事项;了解 *HER-2* 基因检测的临床应用。

【原理】

荧光原位杂交技术是通过荧光标记的 DNA 探针与细胞核内的 DNA 靶序列杂交,在荧光显微镜下观察并分析细胞核内杂交于 DNA 靶序列的探针信号,以获得细胞核内染色体(或染色体片段)上基因状态的信息。*HER-2* 基因位于 17 号染色体 q12 区,本实验中采用橘红色(Orange)荧光素标记 *HER-2* 基因探针,采用绿色(Green)荧光素标记 17 号染色体着丝粒探针(centromere enumeration probe 17,CEP17),通过原位杂交技术可将两种探针结合于目的检测部位,通过荧光显微镜观察单个细胞内的荧光信号,从而判断 *HER-2* 基因扩增状态。

【器材】

荧光显微镜[正置荧光显微镜,配置有 10 倍放大目镜,10 倍、40 倍、60 倍、100 倍放大物镜的荧光显微镜,适合 DAPI(367/452)、Green(495/517)、Orange(547/565)的滤片组,卤化光源]。

恒温水浴锅(可控温度 30～90℃)、电子天平、烤片机(可控温度 30～90℃)、高压蒸汽灭菌器、原位杂交仪(可控温度 30～90℃)、染色缸、冰箱、计时器、盖玻片、移液器、镊子、封片胶等。

【试剂】

1. **探针**　*HER-2/CEP17* 探针杂交液(可购买商品化试剂盒)。

2. **自备试剂**　20×SSC、Tris base 粉末、EDTA 粉末、TritonX-100、胃蛋白酶、氯化钠粉末、Tris-Cl(pH 7.0)、NP-40、二脒基苯基吲哚(DAPI)、环保脱蜡剂、无水乙醇、去离子水。

3. **试剂配制方法**

(1)2×SSC:取 100ml 20×SSC,向其中加入 900ml 去离子水,充分混匀。

(2)通透剂:称取 1.21g Tris base 粉末、0.29g EDTA 粉末,并向其中加入 800ml 去离子水和 2ml Triton X-100,溶解充分并混匀后,测量并调节 pH 在 7.0±0.2,用去离子水定容到 1L,121℃、20 分钟高压蒸汽灭菌,4～25℃保存备用。

(3)胃蛋白酶消化液:量取 200ml 去离子水,调节 pH 在 2.0±0.1,向其中加入 1g 胃蛋白酶,充分搅拌溶解备用。

（4）洗液 A：称取 52.6g 氯化钠粉末,加入 20ml 的 1mol/L Tris-Cl(pH 7.0)溶液,充分溶解之后,测量并调节 pH 在 7.2±0.2,用去离子水定容到 1L,121℃ 20 分钟高压蒸汽灭菌,4～25℃保存备用。

（5）洗液 B：取 500ml 洗液 A,向其中加入 1.5ml NP-40 溶液,反复振荡使其充分混匀,4～25℃保存备用。

【操作步骤】

1. 玻片前处理　取甲醛溶液固定、石蜡包埋的人乳腺癌组织样本,切片最佳厚度 3～5μm,前处理过程如下:

（1）烤片：将组织切片置于烤片机上 70℃烤片 30 分钟。

（2）将组织切片放入环保脱蜡剂中 68℃脱蜡 15 分钟。

（3）取出玻片,将其放入无水乙醇中浸泡 5 分钟。

（4）再将其放入通透剂中,90℃煮片 20 分钟。

（5）取出玻片,再将玻片放入去离子水中,37℃洗涤 3 分钟。

（6）再将玻片放入 37℃预热的胃蛋白酶工作液中,消化 20～30 分钟。

（7）取出玻片,将其放入 2×SSC 中室温洗涤 5 分钟。

（8）取出玻片后,再放入另一缸 2×SSC 中室温洗涤 5 分钟。

（9）再将玻片依次放入 70%、85%、100% 梯度乙醇,室温脱水各 2 分钟。

（10）取出玻片,室温晾干。

2. 杂交变性（避光操作）

（1）室温下解冻 *HER-2/CEP17* 双色探针试剂,涡旋 15 秒后短暂离心,以收集管盖液体。

（2）加 10μl 探针到样品杂交区域（在加探针之前,确保溶液已充分混合）,迅速盖上 22mm×22mm 盖玻片,轻压使杂交液均匀分布,避免产生气泡。

（3）用橡皮胶沿盖玻片边缘封片,确保将盖玻片的所有边缘密封好,避免探针杂交液蒸发。

（4）将玻片置于杂交仪上,88℃变性 5 分钟,45℃杂交 1～2 小时。

3. 杂交后洗涤（避光操作）　水浴锅提前预热至 37℃和 57℃,分别放入装有去离子水和洗液 B 的染色缸。

（1）从杂交仪中取出玻片,轻轻撕去表面封片胶,移去盖玻片,立即放入洗液 A 中,室温浸泡 1 分钟。

（2）取出玻片,再快速放入 57℃的洗液 B 中,浸泡洗涤 5 分钟。

（3）取出玻片,放入 37℃的去离子水中,洗涤 1 分钟。

（4）完成洗涤后,用无绒纸巾沿组织周围吸去多余水分,室温避光晾干。

4. 镜检

（1）在玻片组织区域加入 10μl 的 DAPI 溶液,迅速盖上 22mm×22mm 盖玻片,轻压使DAPI 均匀分布,避免产生气泡。

（2）将玻片置于荧光显微镜下,先在 10 倍物镜下确认癌细胞区域,再在 40 倍物镜下寻找细胞分布均匀的区域,再切换至 100 倍油镜下进行观察,选择合适的滤光片进行镜检及计数。应选择细胞核大小一致、核的边界完整、DAPI 染色均一、细胞核无重叠、信号清晰的肿瘤细胞进行判读。随机计数至少20个浸润癌细胞核中的双色信号。在观察信号时,应根据情况随时调节显微镜的焦距,准确观察位于细胞核不同平面上的信号,以免遗漏。

(3)玻片使用完毕后可于(−20±5)℃避光保存,有效期1个月。

【结果讨论】

1. 结果判读标准分为以下5种情况

(1)*HER-2/CEP17* 比值≥2.0,且平均 *HER-2* 拷贝数/细胞≥4.0:此种情况判为 FISH 阳性。若众多 *HER-2* 信号连接成簇时,可直接判断为 FISH 阳性。

(2)*HER-2/CEP17* 比值≥2.0,平均 *HER-2* 拷贝数/细胞<4.0:建议对此种情况增加计数细胞,如果结果维持不变,则判为 FISH 阴性。

(3)*HER-2/CEP17* 比值<2.0,平均 *HER-2* 拷贝数/细胞≥6.0:建议对此种情况增加计数细胞,如果结果维持不变,则判为 FISH 阳性。

(4)*HER-2/CEP17* 比值<2.0,平均 HER-2 拷贝数/细胞≥4.0 且<6.0,此种情况,建议重新计数至少20个细胞核中的信号;如果结果改变,则对两次结果进行综合判断分析;如仍为上述情况,需要在 FISH 报告中备注:此类患者 *HER-2* 状态的判断须结合免疫组织化学(immunohistochemistry,IHC)结果,若 IHC 结果为 3+,*HER-2* 状态判为 FISH 阳性。若 IHC 结果为 0、1+或 2+,*HER-2* 状态应判为 FISH 阴性。

(5)*HER-2/CEP17* 比值<2.0,平均 *HER-2* 拷贝数/细胞<4.0:此种情况判为 FISH 阴性。

2. 结果示例

(1)文末彩图3-9所示的人乳腺癌组织切片杂交结果,细胞内可见 *HER-2* 信号(橘红色)和 *CEP17* 信号(绿色),分别计数100个细胞核内的橘红色/绿色信号比值,结果比值均为1,符合"阴性"判断标准。

(2)文末彩图3-10所示的 IHC 检测结果为 HER-2(++)样本的杂交结果,细胞内 *HER-2* 橘红色信号连接成簇,符合"阳性扩增"判断标准。

【注意事项】

1. 本实验的样本类型要求为甲醛溶液固定、石蜡包埋的人乳腺癌组织样本。样本离体后应在1小时内采用4%中性甲醛固定,固定6~48小时,固定后经常规脱水和石蜡包埋。切片最佳厚度为3~5μm。

2. 每次检测都必须设置质控片进行检测,质控片需与待测样本同批操作。质控片可购买商品化的对照片,或已知 *HER-2* 基因扩增状态的石蜡组织切片样本或细胞系。实验出现下列情况时须重新检测,包括:①细胞核结构难以分辨;②可计数信号的细胞不足细胞总数的75%;③可计数细胞数不足50个;④超过10%的荧光信号位于细胞核外;⑤质控片未出现预期结果;⑥有强烈的自发荧光。

3. 荧光染料在光照条件下容易淬灭,为降低该影响,对所有含荧光探针的溶液,包括杂交后样本玻片均应尽量在避光条件下保存和处理。

4. 样本的来源、采集过程、质量、运输条件、预处理方法等都会影响探针的杂交检测结果。比如不同类型的样本消化时间长短有一定的区别,穿刺标本小,消化时间短些;手术标本大,消化时间应稍长些。

5. 杂交反应时盖玻片上不能有气泡,否则会影响探针与细胞的接触,导致信号减弱或缺失。解决方法:①通过轻轻按压盖玻片将气泡移动到玻片边缘;②由于切片表面不平整而产生气泡时，可以通过移动盖玻片到较为平整的地方，或者增加探针量后再重新盖。

6. 当冷冻和融化时，杂交探针液可能分成两层。在加探针之前，须确保溶液已充分混合。

【临床意义】

HER-2 基因是表皮生长因子受体（epidermal growth factor receptor，EGFR）家族成员，其编码蛋白具有酪氨酸激酶活性，与 *EGFR* 高度同源。研究证实，*HER-2* 基因介导的信号转导与多种肿瘤的形成、增殖、转移、侵袭及放化疗耐药有关，超过 30% 的人类肿瘤存在 *HER-2* 基因的扩增/过表达（如乳腺癌、胃癌、前列腺癌、卵巢癌等）。

以 HER-2 为靶点的靶向治疗药物曲妥珠单抗，不仅显著减少了肿瘤的转移和复发率，也提高了患者的生存质量。若要筛选可受益于曲妥珠单抗治疗的患者，必须进行 *HER-2* 基因检测。此外，除了曲妥珠单抗之外的其他抗 *HER-2* 靶向药物，如拉帕替尼和帕妥珠单抗，也在晚期胃癌中开展了临床研究。在这些临床研究中，*HER-2* 状态都是筛选患者最重要的指标之一。所以，正确检测和评定肿瘤组织中的 HER-2 蛋白表达和基因扩增状态，对临床治疗及预后判断具有重要作用。

【思考题】

1. 思考并总结运用 FISH 技术检测 *HER-2* 基因扩增的影响因素有哪些？
2. 什么是个体化医疗？*HER-2* 基因扩增检测在肿瘤个体化治疗中的意义是什么？

（向 波）

实验三十二　表皮生长因子受体基因（*EGFR*）突变检测

【目的】

掌握 *EGFR* 基因突变检测（ARMS-PCR 法）的基本原理；熟悉 *EGFR* 基因突变检测的操作流程和注意事项；了解 *EGFR* 基因突变检测的临床应用。

【原理】

本实验基于扩增受阻突变系统（amplification refractory mutation system，ARMS）和荧光 PCR 技术，实现样本中 *EGFR* 突变基因的检测。针对 *EGFR* 突变基因位点设计特异的突变检测引物，PCR 扩增时，由于该引物 3′ 末端的碱基与突变模板完全配对，引物延伸并扩增出突变模板；而野生型模板由于不能完全配对，引物的延伸被阻断，野生型模板扩增被抑制；同时结合荧光探针技术，实现 *EGFR* 突变基因的检测。

EGFR 基因最常见的突变形式包括 19 号外显子序列缺失突变、20 号外显子 T790M 突变和 S768I 突变、21 号外显子 L858R 突变等 7 种突变形式。ARMS-PCR 荧光探针法检测 *EGFR* 基因突变的试剂盒一般采用"8 联管"设计，即每一个 8 联 PCR 管检测一个样本，"8 联管"中的 7 个管（标记为 1~7）内分别装有针对 7 种突变位点的 *EGFR* 基因突变检测试剂和内控试剂，其中突变探针由 FAM 信号指示，内控由 HEX 信号指示。"8 联管"中的第 8 管（标记为 8）为外控检测管，由 FAM 信号指示。内控和外控选择的检测区域为人类 *EGFR* 基因相对保守区段。检测中的内控和外控可对检测试剂、DNA 提取质量以及操作本身进行质量控制，以保证检测结果可靠。

【器材】

生物安全柜、低温冰箱、台式高速离心机、微型离心机、漩涡振荡器、恒温金属浴、微量紫外分光光度计、荧光定量 PCR 仪、移液器、滤芯吸头、1.5ml 离心管。

【试剂】

本实验使用商品化的检测试剂盒：*EGFR* 基因突变检测试剂盒（PCR- 荧光探针法）。

试剂盒的主要组成有 8 联 PCR 管反应条、DNA 聚合酶、阳性质控品。

8 联 PCR 管的组成如表 3-15，每管的试剂成分主要包括针对各突变位点的引物和探针、针对 *EGFR* 基因保守区段的引物和探针、dNTPs、Mg^{2+}、缓冲液。

表 3-15　8 联 PCR 管反应条组成

编号	检测试剂	体积/μl	荧光信号
1	19-Del	35	FAM, HEX
2	L858R	35	FAM, HEX
3	T790M	35	FAM, HEX
4	20-Ins	35	FAM, HEX
5	G719X	35	FAM, HEX
6	S768I	35	FAM, HEX
7	L861Q	35	FAM, HEX
8	外控	35	FAM

【操作步骤】

1. 样本 DNA 提取

（1）检测样本类型为石蜡包埋病理组织切片，石蜡样本应含有足够量的肿瘤细胞，并且是经病理医生评估合格、可用于肿瘤基因检测的样本。所需的量为 3～8 张厚 5μm 的切片。

（2）参照"实验一 基因组 DNA 的分离与纯化"方法提取石蜡组织人类基因组 DNA，并测定其浓度和纯度，A_{260}/A_{280} 要求在 1.7～1.9，浓度建议 2～3ng/μl（具体参考试剂盒要求）。提取完毕建议立即检测，否则于 $-20℃$ 保存，保存时间不超过 6 个月，更长时间的保存须放置于 $-80℃$ 冰箱。

2. 加样

（1）取出阳性质控品和酶，阳性质控品先解冻，再振荡混匀。阳性质控品和酶须快速离心 15 秒待用。

（2）向 42.3μl 待测样品 DNA 中加入 2.7μl 酶，向 42.3μl 阳性质控品中加入 2.7μl 酶，向 42.3μl 纯化水（作为阴性质控）中加入 2.7μl 酶，漩涡混匀器上混匀 15 秒，然后快速离心 15 秒备用。

（3）轻轻揭开 8 联 PCR 管反应条的条盖，将混匀后的 DNA 样品依次取 5μl 加入 8 联 PCR 管反应条，然后小心盖上管盖；离心或轻甩反应条；将反应条放入荧光定量 PCR 仪器。PCR 反应板布局推荐如表 3-16。

表3-16 PCR仪96孔板建议布局

突变名称	编号	1	2	3	4	5	6	7	8	9	10	11	12
19-del	1	样品1	样品2	样品3	样品4	样品5	样品6	样品7	样品8	样品9	样品10	阳控	阴性质控
L858R	2	样品1	样品2	样品3	样品4	样品5	样品6	样品7	样品8	样品9	样品10	阳控	阴性质控
T790M	3	样品1	样品2	样品3	样品4	样品5	样品6	样品7	样品8	样品9	样品10	阳控	阴性质控
20-ins	4	样品1	样品2	样品3	样品4	样品5	样品6	样品7	样品8	样品9	样品10	阳控	阴性质控
G719X	5	样品1	样品2	样品3	样品4	样品5	样品6	样品7	样品8	样品9	样品10	阳控	阴性质控
S768I	6	样品1	样品2	样品3	样品4	样品5	样品6	样品7	样品8	样品9	样品10	阳控	阴性质控
L861Q	7	样品1	样品2	样品3	样品4	样品5	样品6	样品7	样品8	样品9	样品10	阳控	阴性质控
外控	8	样品1	样品2	样品3	样品4	样品5	样品6	样品7	样品8	样品9	样品10	阳控	阴性质控

3. PCR扩增 第一阶段：95℃ 5分钟，1个循环；第二阶段：95℃ 25秒，64℃ 20秒，72℃ 20秒，15个循环；第三阶段：93℃ 25秒，60℃ 35秒，72℃ 20秒，31个循环。信号收集：第三阶段60℃时收集FAM和HEX信号。

【结果讨论】

1. 阴性对照1～7号管的FAM信号应无曲线升起。若7管中的其中任一管FAM信号升起，则实验结果无效，需重做。

2. 阳性质控品的Ct值一般小于20。

3. **样本检测Ct值的确定** 确认未选择校正荧光参照，按管号顺序依次选择单一检测反应管进行检测分析。须同时选择阳性质控品反应管、阴性对照管和样品反应管，根据实际情况确定判断阈值，得到Ct值。

4. **确定试验是否成功可信**

（1）外控对照反应管的FAM信号应该升起，其Ct值应在15～21。如果其Ct值小于该范围，说明加入的DNA过量，应减少DNA加入量再进行试验。

（2）若外控分析为阴性或Ct值大于该范围，说明加入的DNA含有PCR抑制剂或DNA加入量过少，需要重新提取DNA或增加DNA用量后再进行试验。

（3）待测样品的内控HEX信号应升起。若内控对照分析为阴性或部分管分析为阴性，说明加入的DNA含有PCR抑制剂或DNA加入量不够，需要重新提取DNA或增加DNA用量后再进行试验。但如果管内FAM有信号，可能是由于突变序列的扩增抑制了内控序列的扩增，结果仍然可信。

5. 突变结果的确定 首先确定样品各反应管各自的突变 Ct 值,然后确定该样品的外控 Ct 值。由于样品中突变百分含量各不相同,所得到的突变 Ct 值也各不相同。根据不同的突变 Ct 值,把样品检测结果分为阴性、弱阳性及强阳性。

(1)当样本某个反应管的突变 Ct 值小于试剂盒阳性临界值(26)时,则该样本该反应管对应的突变为"强阳"。

(2)当样本某个反应管的突变 Ct 值大于或等于试剂盒阴性临界值(T790M 突变为 28,其他突变位点为 29)时,则该样本该反应管对应的突变为"阴性"或"低于本试剂盒的检测下限"。

(3)当样本某个反应管的突变 Ct 值小于试剂盒阴性临界值,且大于或等于阳性临界值时,则计算该反应管的 ΔCt 值(ΔCt 值 = 样本突变信号对应的 Ct 值 − 样本对应的外控信号 Ct 值)。若反应管的 ΔCt 值小于相对应的 ΔCt cut-off 值,则该样本该反应管对应的突变为"弱阳";反之为"阴性"或"低于本试剂盒的检测下限"。各反应管对应的突变名称及 ΔCt cut-off 见表 3-17。

表 3-17　各反应管对应的突变名称及 ΔCt cut-off 值

编号	1	2	3	4	5	6	7
突变名称	19-Del	L858R	T790M	20-Ins	G719X	S768I	L861Q
ΔCt cut-off	11	11	7	9	7	8	8

【注意事项】

1. 用于 *EGFR* 基因检测的肿瘤组织标本必须进行病理评估,保证有足够的肿瘤细胞用于检测,同时切片过程中注意避免污染。

2. 实验操作应在临床基因扩增实验室进行分区操作,严格遵守 PCR 实验室制度,实验前、中、后均要注意防止污染。

3. 实验过程中务必按照试剂说明书要求设置阴性、阳性对照,结果分析时严格按照说明书要求进行判读。

4. 检测结果会受到样本来源、样本采集过程、样本质量、样本运输条件、样本预处理等因素影响,同时也受到 DNA 提取质量、荧光定量 PCR 仪型号、操作环境以及试剂盒的局限性(如检测范围未能覆盖全部的突变型别)等限制,可能导致假阳性或假阴性的检测结果。

【临床意义】

EGFR 是一种存在于细胞膜表面的糖蛋白受体,具有酪氨酸激酶(tyrosine kinase,TK)活性,是原癌基因 *C-erbB-1*(*HER-1*)的表达产物。*EGFR* 基因突变是非小细胞肺癌最常见、最重要的驱动基因,突变主要集中在 18~21 号外显子上,其中以 19 号外显子的缺失突变以及 21 号外显子 L858R 突变最为常见。这些突变能很好地预测 EGFR-TKIs 靶向药物治疗非小细胞肺癌的效果,携带 *EGFR* 突变的晚期非小细胞肺癌患者能从 EGFR-TKIs 治疗中显著获益,为肿瘤个体化治疗提供了用药依据。《中国临床肿瘤学会(CSCO)非小细胞肺癌诊疗指南 2023》显示:EGFR-TKIs 已成为 *EGFR* 基因突变的晚期非小细胞肺癌患者的一线治疗方案。因此,及时检测非小细胞肺癌患者肿瘤细胞 *EGFR* 基因突变状态和突变分子类型,对于医生判断肿瘤特点,制订个性化临床管理与治疗方案至关重要。

【思考题】

1. PCR-荧光探针法检测 *EGFR* 基因突变中设置内控、外控、阳性对照和阴性对照的意义是什么？

2. 查阅文献，对于晚期非小细胞肺癌患者，除 *EGFR* 基因外，国内外指南推荐检测的基因还有哪些？

（向 波）

第四节　药物代谢及个体识别的分子生物学检验

不同个体之间基因序列上的多态性，称为遗传多态性（genetic polymorphism）。利用这些遗传多态性的差异对特定个体进行识别或用于疾病的个体化治疗具有重要意义。因此，采用分子生物学检验方法，在用药前或用药过程中对影响药物代谢的遗传多态性位点进行检测，有助于药物的个体化治疗。

用于药物代谢及个体识别的分子生物学检验方法有很多种，如荧光定量 PCR-探针法、荧光定量 PCR-熔解曲线法、PCR-SSP 法、DNA 序列测定等。本节以华法林代谢酶基因、叶酸代谢酶基因及 HLA 基因分型检测为例，分别介绍常用分子生物学检验方法在药物代谢及个体识别检测中的应用和操作步骤。

实验三十三　华法林代谢酶基因检测

【目的】

掌握荧光定量 PCR 技术检测华法林代谢酶基因的基本原理和操作方法；熟悉华法林代谢酶基因 *CYP2C9* 和 *VKORC1* 基因型判读方法；了解华法林代谢酶基因检测的临床意义。

【原理】

华法林为香豆素类口服抗凝药，其临床疗效和不良反应个体差异大，临床常用凝血酶原时间（PT）和国际标准化比值（INR）作为检测指标。研究表明，*CYP2C9* 和 *VKORC1* 基因位点多态性与华法林疗效及不良反应有着紧密关系。检测人外周血基因组 DNA 中 *CYP2C9* 和 *VKOCR1* 基因型，对华法林用药剂量有指导作用，可避免用药不当导致的出血或血栓风险，提高患者安全性和治疗的有效性。

针对 *CYP2C9* 和 *VKORC1* 基因多态性有多种检测方法，如荧光定量 PCR-探针法、荧光定量 PCR-熔解曲线法、DNA 测序等。本实验以荧光定量 PCR-探针法为例，介绍华法林代谢酶基因检测。分别设计特异性引物和探针的组合。探针是一段寡核苷酸，在这段寡核苷酸两端分别标记 1 个报告荧光基团和 1 个淬灭基团。当探针完整时，报告基团的荧光被淬灭基团所吸收不发出荧光，当 PCR 扩增时，*Taq* 酶依赖其 5′ 到 3′ 端外切酶活性将探针酶切降解，导致报告荧光基团和淬灭基团分离，发出荧光信号，并被荧光收集系统所检测，依据各种荧光信号的变化计算对应通道各孔的 Ct 值，达到基因型判别的目的。

【器材】

离心机、混匀器或旋转器、微量移液器、1.5ml 离心管、微量加样吸头、荧光定量 PCR 仪、八联管或96孔扩增板。

【试剂】

1. 全血DNA提取试剂 某商品化全血基因组DNA提取试剂盒（包含细胞裂解液CL、缓冲液GS、缓冲液GB、缓冲液BD、缓冲液GDB、漂洗液PWB、洗脱缓冲液TB、蛋白酶K、吸附柱CG2、2ml收集管、1.5ml离心管）、RNA酶A及无水乙醇。

2. *CYP2C9*和*VKORC1*基因多态性检测试剂盒

（1）含有*CYP2C9*反应液：包括PCR缓冲液、特异性引物和探针、内标引物及探针、*Taq*酶、UNG酶。

（2）*VKORC1*反应液：包括PCR缓冲液、特异性引物和探针、内标引物及探针、*Taq*酶、UNG酶。

（3）阳性对照：包括*CYP2C9**3A和*CYP2C9**3C，*VKORC1*-1639G和*VKORC1*-1639A的质粒混合液。

（4）阴性对照：10mmol/L Tris-Cl缓冲液。

【操作步骤】

1. 人外周血白细胞DNA的提取

（1）取一个无菌1.5ml离心管，将600μl细胞裂解液CL加入该管。轻轻晃动装有血液样品的采血管，使血样充分混匀。将300μl血样转移到上述装有细胞裂解液CL的离心管中，颠倒5～6次混匀。室温12 000×g离心1分钟，吸去上清，留下细胞核沉淀，加200μl缓冲液GS及4μl RNA酶A，振荡至彻底混匀。

（2）在上述混悬液中加入200μl缓冲液GB和20μl蛋白酶K，充分混合，56℃放置10分钟，其间颠倒混匀数次。

（3）室温放置2～5分钟，加入350μl缓冲液BD，充分混匀，此时可出现絮状沉淀。将所得溶液和絮状沉淀移入吸附柱CG2中，并将吸附柱放入收集管中，14 000×g离心30秒，弃去收集管中的液体，并将吸附柱放回收集管中。

（4）向吸附柱CG2中加入500μl缓冲液GDB，14 000×g离心30秒。弃去收集管中的废液，并将吸附柱重新放入收集管中。

（5）向吸附柱CG2中加入600μl漂洗液PWB（检查此试剂是否已加入无水乙醇），14 000×g离心30秒，弃去收集管中的废液，将吸附柱CG2放回收集管中。

（6）14 000×g离心2分钟，弃去收集管中的废液，将吸附柱CG2室温放置2分钟，彻底晾干。

（7）将吸附柱CG2转入1.5ml离心管中，向吸附膜中间位置悬空滴加50～200μl洗脱缓冲液TB，室温放置2分钟后，14 000×g离心2分钟，将溶液收集在离心管中。

（8）采用紫外分光光度计测定DNA浓度，用无菌水稀释样品至5～15ng/μl，直接用于下游实验或将DNA保存在2～8℃。

2. PCR扩增

（1）扩增试剂准备：从试剂盒中取出*CYP2C9*及*VKORC1* PCR反应液混合物、阳性对照品及阴性对照品，室温融化并振荡混匀后，2 000r/min离心10秒。

注意：每检测位点的PCR反应管数＝样本数＋1个阴性对照＋1个阳性对照。建议每次实验时，阴性对照和阳性对照做重复。

127

（2）试剂配制：将反应液混合物分别取 23μl 分装至八联管或 96 孔扩增板，标记好加入的反应液类型。

（3）加样：从对照品、提取好的基因组 DNA 样本中各取 2μl，加至分装好的 PCR 反应液混合物中，盖紧管盖（如果用 96 孔扩增板则贴好封膜）、瞬时离心，并将其移至扩增区。

注意：加样时要确保样品加入反应管底部。

（4）PCR 扩增：UNG 酶 37℃预处理 10 分钟；预变性：95℃，5 分钟；反应循环：95℃，15 秒，62℃，1 分钟（此阶段结束后采集荧光信号），共 40 个循环。反应体系为 25μl。荧光信号收集设定为 F1（FAM）、F2（VIC）、F3（ROX）通道。

（5）检测：计算机自动处理和分析数据，自动给出扩增曲线图，依据判读规则进行基因型判定。

【结果讨论】

1. 有效性判定 阳性对照和阴性对照的仪器检测结果应均判读准确，否则视为结果无效；各待测样品孔内标扩增曲线 Ct 值应在试剂盒规定范围。

2. 结果判定

（1）依据表 3-18 进行结果判读，示意图如文末彩图 3-11 所示。

表 3-18 *CYP2C9* 和 *VKORC1* 基因型判读

反应管	FAM 通道	VIC 通道	基因型
CYP2C9	Ct 值≤36	Ct 值>36 或无 Ct 值	*1/*1（AA）
	Ct 值≤36	Ct 值≤36	*1/*3（AC）
	Ct 值>36 或无 Ct 值	Ct 值≤36	*3/*3（CC）
VKORC1	Ct 值≤36	Ct 值>36 或无 Ct 值	-1639GG
	Ct 值≤36	Ct 值≤36	-1639GA
	Ct 值>36 或无 Ct 值	Ct 值≤36	-1639AA

（2）对照品结果异常以及待测品内标无扩增时，建议重做实验。

（3）若样品结果仪器无法判读，查看扩增曲线，如果 Ct 值>36，说明样品 DNA 浓度过低，建议加大样品 DNA 浓度，重做实验。

（4）依据表 3-19 对检测结果进行解读：

表 3-19 *CYP2C9* 和 *VKORC1* 基因型与华法林用药关系

基因	检测结果	基因型	华法林用药建议
CYP2C9	AA	*1/*1	华法林正常剂量
	AC	*1/*3	有出血风险，华法林剂量减低
	CC	*3/*3	高出血风险，华法林剂量减低
VKORC1	GG	-1639GG	华法林正常剂量
	GA	-1639GA	有出血风险，华法林剂量减低
	AA	-1639AA	高出血风险，华法林剂量减低

【注意事项】

1. 在操作前,仔细检查漂洗液 PWB 是否已加入 60ml 无水乙醇。在加入洗脱缓冲液 TB 之前,吸附柱应充分晾干,否则漂洗液中残余乙醇将会影响后续 PCR 反应。

2. **保证 DNA 质量** DNA 溶液浓度须稀释至 $5\sim15\text{ng/}\mu\text{l}$,$A_{260}/A_{280}$ 比值在 $1.70\sim1.80$ 即符合要求,提取过程中注意防止有机试剂及样品间的污染。

3. 最好使用新鲜血液标本或者 4℃ 存放小于 3 天的标本,不要使用反复冻融超过 3 次的标本,否则会严重降低产量。

4. 可采用 EDTA 及枸橼酸抗凝全血进行本实验,避免采用肝素抗凝血实验。

【临床意义】

华法林是目前临床使用较广的口服抗凝药,用于多种疾病的抗凝治疗,但其临床治疗效果和不良反应有较大的个体差异。大量研究表明,*CYP2C9* 基因和 *VKORC1* 基因多态性与华法林不良反应及疗效密切相关。细胞色素 P450(cytochrome P450,CYP)同工酶是体内药物代谢的主要酶系统,CYP2C9 酶属该家族成员。其中 *CYP2C9* 基因 *3 位点多态性可使酶活性降低,从而减慢华法林的代谢速率,携带这些变异的患者应控制华法林的使用剂量,避免药物在体内的积累。维生素 K 环氧化物还原酶复合物亚基 1(vitamin K epoxide reductase complex subunit 1,VKORC1)是华法林作用的靶点,华法林可抑制 VKORC1 从而阻断维生素 K 依赖的凝血因子活化而发挥抗凝作用。*VKORC1* 基因启动子区域 -1639G>A 位点多态性影响该基因表达,其中携带 -1639A 等位基因的个体 *VKORC1* 基因表达较 G 等位基因个体低,因此对华法林治疗敏感性明显增加。检测 *CYP2C9* 基因和 *VKORC1* 基因的多态性,确定患者相应的基因型,有助于华法林治疗剂量的个体化。

【思考题】

1. 如何依据扩增曲线判读 *CYP2C9* 和 *VKORC1* 基因型?

2. 某危重症患者须进行 *CYP2C9* 和 *VKORC1* 基因型检测进行华法林治疗。采样人员直接打开患者留置的中心静脉导管,取血 2ml 放入含有 EDTA 的抗凝采血管中,轻柔混匀后随即送至实验室进行检测。检测后发现:待测样品 FAM、VIC 及 ROX 通道扩增曲线荧光强度均极低,无显著 S 形扩增曲线,无法判断基因型。阴性对照品无扩增曲线,阳性对照品有符合要求的扩增曲线,同批次其他患者样品扩增结果均无异常。检查该样品 DNA 原液浓度为 $200\text{ng/}\mu\text{l}$,A_{260}/A_{280} 为 1.80,采血管内血液无凝固、无溶血,重复提取 DNA 扩增后无明显改善。请分析出现上述问题的最可能原因,如何处理?

(苏 明)

实验三十四 叶酸代谢酶基因检测

【目的】

掌握 PCR- 熔解曲线法检测亚甲基四氢叶酸还原酶基因(*MTHFR*)C677T 多态性的原理;了解 *MTHFR* 基因型检测的临床意义。

【原理】

亚甲基四氢叶酸还原酶基因(*MTHFR*)多态性位点 C677T 在叶酸代谢过程中发挥了重

要作用。检测该多态性位点的方法主要有荧光定量 PCR- 探针法、荧光定量 PCR- 熔解曲线法及 DNA 测序等。本实验以荧光定量 PCR- 熔解曲线法为例，介绍 *MTHFR*（C677T）基因型检测。

DNA 双链在变性的过程中紫外吸光值逐渐增加，当达到最大吸收一半时的温度称为熔解温度（melting temperature，T_m）。T_m 值的大小与 DNA 序列有关，其中 GC 含量越高，T_m 值就越大。采用特异性引物对 *MTHFR* 基因靶序列进行 PCR 扩增。将扩增产物与特异性荧光探针结合，在缓慢升温的过程中检测扩增产物荧光强度的变化，依据扩增产物 T_m 值的差异即可对 *MTHFR* 基因进行分型。

【器材】

荧光定量 PCR 仪、低温离心机、漩涡混匀器、移液器、吸头、八联管或 96 孔扩增板、1.5ml 离心管。

【试剂】

1. 基因组 DNA 提取试剂 某商品化全血基因组 DNA 提取试剂盒（包含细胞裂解液 CL、缓冲液 GS、缓冲液 GB、缓冲液 BD、缓冲液 GDB、漂洗液 PWB、洗脱缓冲液 TB、蛋白酶 K、吸附柱 CG2、2ml 收集管、1.5ml 离心管）、RNA 酶 A 及无水乙醇。

2. 人类 *MTHFR*（C677T）基因多态性检测试剂盒

（1）PCR 反应液Ⅰ：包括 20～100pmol/L 的 *MTHFR* 基因和内标基因特异性引物及探针。

（2）PCR 反应液Ⅱ：包括 0.1U/μl *Taq* 酶、0.8mmol/L dNTP、8mmol/L $MgCl_2$ 等。

（3）PCR 增效剂。

（4）阳性对照品：包括 *MTHFR* 基因 677T 基因型和 677C 基因型的质粒。

（5）阴性对照品：纯化水。

【操作步骤】

1. 人外周血白细胞 DNA 的提取 标本来源为 EDTA 或枸橼酸抗凝的血液样品，参照"实验三十三 华法林代谢酶基因检测"。

2. PCR 扩增

（1）扩增试剂准备：从试剂盒中取出 PCR 反应液Ⅰ（含 20～100pmol/L 的 *MTHFR* 基因和内标基因特异性引物和探针）、PCR 反应液Ⅱ（含 0.1U/μl *Taq* 酶、0.8mmol/L dNTP、8mmol/L $MgCl_2$ 等）、PCR 增效剂、阳性对照品和阴性对照品。

注意：每检测位点的 PCR 反应管数 = 样本数 +1 个阴性对照 +1 个阳性对照。建议每次实验时，阴性对照和阳性对照做重复。

（2）试剂配制：每个反应管取 PCR 反应液Ⅰ8μl、PCR 反应液Ⅱ5μl、PCR 增效剂 5μl，按照反应管个数计算总体积，彻底混匀后将反应液混合物分别取 18μl 分装至八联管或 96 孔扩增板。

（3）加样：从对照品、提取好的基因组 DNA 样本中各取 2μl，加至分装好的 PCR 反应液混合物中，盖紧管盖（如果用 96 孔扩增板则贴好封膜）、瞬时离心，并将其移至扩增区。

注意：加样时要确保样品加入反应管底部。

（4）PCR 扩增：预变性，95℃，2 分钟；反应循环，94℃，15 秒，56℃，32 秒（此阶段结束后采集荧光信号），72℃，10 秒，共 50 个循环；熔解曲线检测，95℃，30 秒，45℃，60 秒，然后从45℃逐级加热到75℃（连续模式，每步设置1%，检测荧光）。反应体系为20μl。荧光信号收集设定为F1（FAM）、F2（ROX）通道。

（5）检测：计算机自动处理和分析数据，自动绘制熔解曲线图，依据熔解曲线的T_m值进行基因型判定。

【结果讨论】

1. 有效性判定　阳性对照FAM通道有扩增曲线且有2个熔解峰，双峰的T_m值均在正常范围内（表3-20）；阴性对照无扩增曲线且无熔解峰；各待测样品及阳性对照孔内标有扩增曲线且有单一熔解峰。

2. 结果判定

（1）结果判读依据如表3-20，示意图如图3-12所示。

（2）阴性对照无明显熔解峰，阳性对照在FAM通道具有2个熔解峰，T_m值分别为（55.12±1.5）℃和（64.97±1.5）℃。对照品结果异常以及待测品内标无熔解峰时，须重做实验。

表3-20　*MTHFR*基因型与酶活性关系

MTHFR 677 基因型	熔解峰个数	T_m值/℃	*MTHFR* 酶活性
TT	单峰	55.12±1.5	显著降低
TC	双峰	55.12±1.5 64.97±1.5	轻度降低
CC	单峰	64.97±1.5	正常

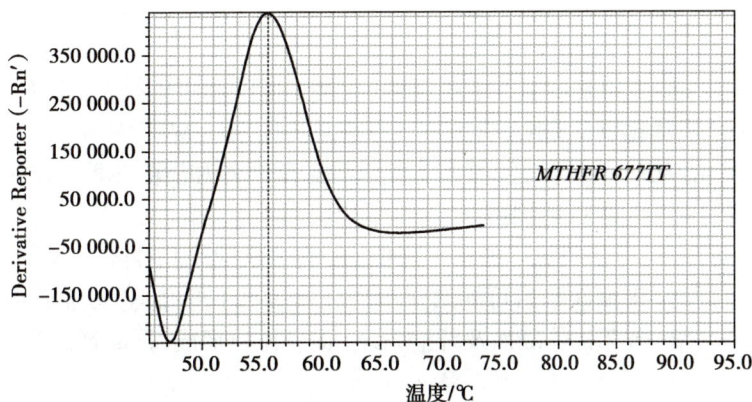

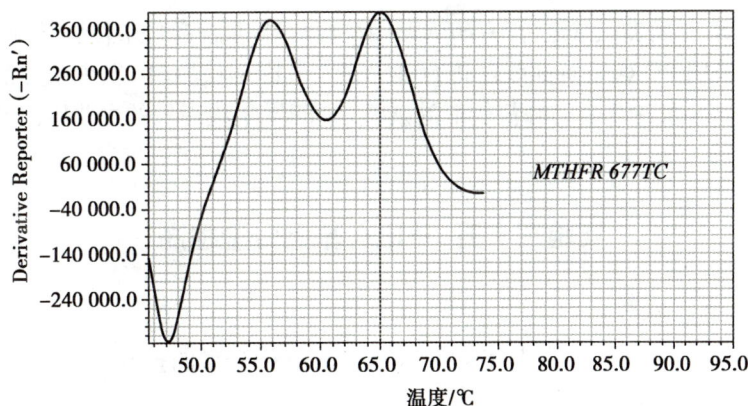

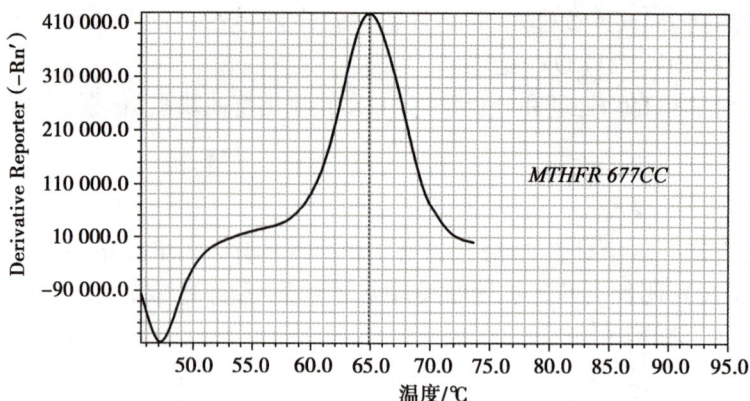

图 3-12 *MTHFR* 基因型检测结果示意图

【注意事项】

1. 在操作前,仔细检查漂洗液 PWB 是否已加入 60ml 无水乙醇。在加入洗脱缓冲液 TB 之前,吸附柱应充分晾干,否则漂洗液中残余乙醇将会影响后续 PCR 反应。

2. **保证 DNA 质量** DNA 溶液浓度须稀释至 $5\sim15ng/\mu l$, A_{260}/A_{280} 比值为 $1.70\sim1.80$ 即符合要求,提取过程中注意防止有机试剂及样品间的污染。

3. 为了最佳效果,最好使用新鲜血液标本或者 4℃存放小于 3 天的标本,不要使用反复冻融超过 3 次的标本,否则会严重降低产量。

4. 可采用 EDTA 及枸橼酸抗凝全血进行本实验,避免采用肝素抗凝血实验。

【临床意义】

MTHFR 基因编码亚甲基四氢叶酸脱氢酶,此酶是叶酸和甲硫氨酸代谢的限速酶。该酶在叶酸代谢、DNA 甲基化以及 DNA 合成方面发挥重要作用。*MTHFR* 基因 C677T 位点多态性编码区域位于 *MTHFR* 的催化区,其多态性可导致酶活性和酶耐热性下降,其中 CT 型酶活性约为 CC 型的 65%,而 TT 型则为 CC 型的 30%。研究表明,*MTHFR* 酶活性降低可引起叶酸代谢障碍,导致 5- 甲基四氢叶酸水平降低,影响孕早期胎儿神经管闭合,可造成唇、腭裂等出生缺陷。同时,该酶缺陷后可导致同型半胱氨酸水平升高,造成血管内皮细胞损伤、血管平滑肌细胞增殖、破坏机体凝血及纤溶系统、促进血栓形成,同时增加脑卒中的风险。

【思考题】

1. 采用 PCR- 熔解曲线法进行 *MTHFR* 基因型检测时,反应条件中各步骤的作用是什么?

2. 实验室采用 PCR- 熔解曲线法进行 *MTHFR* 基因型检测时,发现某样品熔解曲线出现 3 个明显熔解峰,其中 1 个为峰值较低的杂峰,请问发生该现象的主要原因是什么?

(苏 明)

实验三十五 HLA 基因分型检测

【目的】

掌握 PCR- 序列特异性引物法(SSP)检测 HLA 基因分型的技术原理和操作步骤;了解 HLA 基因分型的临床意义。

【原理】

人类白细胞抗原（human leukocyte antigen，HLA）基因是位于人类第 6 号染色体短臂上的一组紧密连锁的基因群，是目前人体中最具有多态性的遗传系统，由 3 类基因组成，即Ⅰ类基因、Ⅱ类基因和Ⅲ类基因。HLA 系统是机体免疫系统的重要组成部分，在机体的抗原提呈和免疫应答中发挥重要作用。HLA 基因与人类多种疾病的发生、发展和预后密切相关。HLA 抗原分型经历了血清学分型、细胞学分型和 DNA 分型 3 个阶段。DNA 分型方法近年来在研究和应用方面发展非常快，主要分为两种：基于核酸序列识别的方法和基于序列分子构型的方法。基于核酸序列识别方法中的聚合酶链反应 - 序列特异性引物法（polymerase chain reaction-sequence specific primer，PCR-SSP）具有操作简单、对实验设备要求不高、扩增后处理过程简单的特点，故本实验以 PCR-SSP 为例，对 HLA 基因分型加以介绍。

PCR-SSP 是目前采用的 HLA 基因分型方法中最为简便、快速的方法。其原理是根据 HLA 核苷酸碱基序列的多态性和已知的 DNA 序列，设计出一套针对每一等位基因特异性（allele-specific）或组特异性（group-specific）的引物——序列特异性引物（sequence specific primer，SSP）。通过特定的 PCR 反应体系扩增各等位基因的型别特异性 DNA 片段，产生相对应的特异性扩增产物条带，然后通过凝胶电泳检测 PCR 产物。根据是否得到 PCR 产物以及产物的片段大小来判断 HLA 基因型。

【器材】

PCR 扩增仪、电泳仪、电泳槽、制胶设备、凝胶成像系统、分光光度计、高速离心机、漩涡混匀器、微量移液器、吸头、1.5ml 离心管。

【试剂】

1. 基因组 DNA 提取试剂　某商品化全血基因组 DNA 提取试剂盒（包含细胞裂解液 CL、缓冲液 GS、缓冲液 GB、缓冲液 BD、缓冲液 GDB、漂洗液 PWB、洗脱缓冲液 TB、蛋白酶 K、吸附柱 CG2、2ml 收集管、1.5ml 离心管）、RNA 酶 A 及无水乙醇。

2. PCR-SSP 基因分型试剂盒　包括预包被了序列特异性引物的 96 孔板，封膜和 PCR 缓冲液（水、dNTP、染料和缓冲液）；TBE 缓冲液（包括 Tris- 硼酸及 EDTA）；Taq 酶（5U/μl）；100～1 000bp DNA 分子量标准；GoldView 工作液；琼脂糖；无水乙醇。

【操作步骤】

1. 人外周血白细胞 DNA 的提取　标本来源为 EDTA 或枸橼酸抗凝的血液样品，参照"实验三十三 华法林代谢酶基因检测"【操作步骤】1. 人外周血白细胞 DNA 的提取。

2. PCR 扩增

（1）将 PCR-SSP 基因分型试剂盒中的 96 孔板及 PCR 缓冲液取出，室温下平衡，标记样本号；取出 Taq 酶，置于冰上；取出无菌双蒸馏水和待测样本 DNA。

（2）加 270μl 无菌双蒸馏水和 7.5μl Taq 酶于 PCR 缓冲液管中，振荡混匀。

（3）取上述混合液 8μl 加至 SSP 板的阴性对照孔（右下孔）。

（4）加 80μl 样本 DNA 至混合液中，振荡混匀；除阴性对照孔外，每孔加上述混合液 8μl。加入后孔内颜色由黄色变为红色。加样时请注意避免交叉污染。

（5）用密封膜密封反应板，放入 PCR 扩增仪，盖上加热盖，开始扩增。PCR 扩增程序如下（表 3-21）。

表3-21 PCR扩增程序

循环数	步骤	温度/℃	时间/秒
1	1	96	60
5	1	96	25
	2	70	50
	3	72	45
21	1	96	25
	2	55	50
	3	72	45
4	1	96	25
	2	55	60
	3	72	120
1	1	12	恒温维持

3. 琼脂糖凝胶电泳及成像 称取 2.0g 琼脂糖,加入 0.5×TBE 电泳缓冲液 100ml,配制 2% 琼脂糖凝胶,加入染色剂 GoldView,取 5μl 扩增产物与 1μl 上样缓冲液混匀点样,恒定电压 150V 电泳 25 分钟,电泳结束后,凝胶成像系统拍摄成像并保存。

【结果讨论】

1. 结果判读

(1)阴性对照孔应无条带出现,若有则表示 SSP 板被 DNA 污染。

(2)除阴性对照孔外,每个孔内均须出现一条内控带,分子量不一,若无此内控带,则表明该孔反应体系可能有问题或没有加入样本 DNA。

(3)对照试剂盒提供的读板纸,记录出现阳性条带的孔位(注意阳性条带的分子量大小应与读板纸上提供的分子量大小相符)。

(4)将阳性孔位结果输入相应 HLA 基因分型 SSP 分析软件,得出 HLA 基因分型结果。

2. HLA 基因是目前所知人体最复杂的基因系统之一,呈高度的多态性,有几十个基因座位,每个基因座位又有几十个等位基因,且呈共显性表达。当进行 HLA 基因分型分析时,对某些罕见基因型结果的出现应特别注意。

3. 目前常见的 HLA 基因分型技术有 PCR-RFLP 分型法、PCR-SSOP 分型法、PCR-SSP 分型法、PCR-SSCP 法及 SBT 分型法等。每一种 HLA 基因分型法均有其独特的优点,如能配合使用,则能大大提高分型能力。实际应用中,由于 PCR-SSP 分型法的敏感性较高、特异性强、操作简便、耗时较少并且不需要特殊仪器设备,已经成为临床实验室开展 HLA 基因分型最常用的方法。

4. PCR-SSP 分型技术的关键是特异引物的设计,可通过提高退火温度、加入内源性阳性对照等措施,确保产物的特异性和反应体系的特异性。该方法最大的特点是操作简单,分辨率可从低到高、成本低,对实验设备要求不高。

【注意事项】

1. 样本 DNA 浓度要合适,理想浓度在 75~125ng/μl;纯度要高,理想 A_{260}/A_{280} 比值在 1.70~1.80。

2. 由于 PCR-SSP 技术对污染的 DNA 较为敏感，注意加样时使用带有滤膜的吸头；在吸取含有不同 SSP 和基因组 DNA 溶液后，一定要更换吸头；用加样器吸取或混匀溶液时避免产生气泡和气溶胶状 DNA，造成污染。

3. 采用扩增管进行 HLA 分型时，特别注意每一扩增管中 SSP 的特异性，应该做好标记，并有规律地排列、放置和加样，避免出现混乱，使分型结果错误。

4. HLA 核苷酸碱基序列具有多态性，分型时识别的基因座位较多，引物的 3′ 端碱基须根据多态序列与其严格互补，结果解读时需要谨慎，确保正确识别和区分不同的 HLA 亚型，有时可能需要复核或使用其他方法进行确认。

【临床意义】

1. HLA 基因分型在器官移植方面具有非常关键的作用，供、受者 HLA 基因型匹配度越高，器官移植成功率越高，可减少移植后的排斥反应。

2. 许多自身免疫相关疾病与某些 HLA 基因型相关，如类风湿关节炎、系统性红斑狼疮和糖尿病等。HLA 基因分型可评估个体患部分自身免疫疾病的风险。

3. HLA 是目前已知人类最复杂的基因系统之一，HLA 基因在人群中具有显著的遗传多态性，可通过 HLA 基因分型深入了解不同族群之间的遗传差异。

4. HLA 基因分型在法医鉴定、药物过敏、不良反应和人类学研究等领域均具有重要的临床应用价值。

【思考题】

1. HLA 基因分型常用的检测方法有哪些？

2. 采用 PCR-SSP 法进行 HLA 基因型检测时，发现阴性对照出现扩增条带，请问出现此现象的主要原因是什么？

（苏 明）

第四章 临床分子生物学检验创新设计性实验

本章的实验项目主要为学生开展临床分子生物学检验创新设计性实验提供选题方向，要求学生针对所选项目，通过查阅文献，运用所学理论知识和专业技能，自主进行研究性、探索性的实验方案设计，并依据实验室条件完成阶段性或全部实验，撰写实验总结报告，制作幻灯片，分小组进行公开汇报和答辩。教师在整个过程中，针对实验设计中的不足、实验过程中的失误或差错、实验结果不理想等问题进行引导式分析和总结，充分调动学生的主动性、积极性和创造性，将按部就班的实验思维模式转变为以问题为导向、有清晰思路和技术路线的思维模式，从而培养学生的创新意识和创新能力、团队合作和写作表达能力，为今后开展原创性科研实验奠定基础。

创新设计性实验训练是一种开放性教学模式，在学时安排上可以与相应章节进行整合教学。

实验三十六　乙型肝炎病毒 DNA 检测标准品的制备

【目的】

掌握 HBV DNA 检测标准品制备的实验设计原则和方法；熟悉 HBV 检测标准品相关科技文献的查阅和归纳方法；了解与该实验研究目标相关的临床进展。

【提示内容】

1. 查阅文献，检索 NCBI 等生物信息库，根据 HBV 的生物学分类号（Taxonomy ID：10407）检索出基因组信息（例如：NC_003977）；根据具体的检测应用（如 HBV 的存在、复制状态、基因分型、耐药基因分析）设计引物，PCR 扩增 HBV 的 S、C、X、P 基因的相关特征序列。

2. 依据 DNA 重组技术的原理，选择合理的克隆载体和受体细胞，构建合理的克隆方案。可从以下克隆方案中选择：①双酶切的定向克隆方案；②T 载体 T-A 克隆方案；③基于同源重组酶的无缝克隆方案。根据实验室条件优选其中一种方案，设计出可行的实验执行方案，构建重组克隆，扩增培养后，提取纯化得到重组质粒。

3. 选择合理的技术对重组质粒进行浓度测定，根据其分子量计算出精确拷贝数，制备出 HBV DNA 检测的标准品。

4. 选择能定量的检测技术对标准品进行精确赋值及效果验证。

【器材】

冷冻离心机、台式高速离心机、PCR 仪、荧光定量 PCR 仪、微量分光光度计、水平式琼脂糖凝胶电泳槽、恒压电泳仪、凝胶成像仪、超净工作台、微量加样器、吸头、PCR 反应管、1.5ml 离心管、离心机、漩涡混匀器、干式加热模块（或电炉和水浴锅）等。

【试剂】

1. **引物** 可以针对不同 HBV 靶序列进行自行设计,交由生物试剂公司合成上下游引物。

2. PCR 扩增试剂盒(或相关 *Taq* 酶预混液)。

3. T 载体连接试剂盒(或相关限制性内切酶、T4 噬菌体 DNA 连接酶;无缝克隆试剂盒)。

4. 琼脂糖凝胶电泳试剂。

5. LB 液体和固体培养基。

6. 氨苄西林(Amp)。

7. 感受态细胞制备试剂。

8. X-gal 和 IPTG。

【操作步骤】

1. **设计实验方案** 提前 2~3 周推送实验目标、实验设计方案的撰写要求给学生,学生自由组队,每队 6~8 人,以小组形式完成。针对选题,实验设计方案的内容应包括设计思路、需要的试剂和器材、实验内容和具体操作步骤、预期实验结果等参考要素。

2. **讨论、修改实验方案** 将实验设计方案制作成幻灯片汇报,根据同学和指导老师的建议,完善实验方案;根据实验室条件进行可行性分析,要求至少完成引物设计、PCR、电泳及质粒构建的酶切鉴定等。

3. **完成实验、撰写实验报告** 提前 1 周准备好实验所需的试剂、器材、实验操作流程等,按完善后的实验方案进行实验,认真记录实验结果及实验中出现的问题。实验结束后进行结果分析,对存在问题进行分析讨论,撰写实验总结。

4. **汇报和答辩** 各小组课堂汇报本实验组实验设计(包括实验设计思路、实验操作、实验结果和讨论分析等),展示初步或完整的实验结果,回答指导老师和同学的问题,阐明存在问题和改进措施。最后由指导老师对各小组汇报情况进行点评。

【注意事项】

1. 针对各小组同学的不同兴趣,可以选择不同 HBV 靶序列进行构建。

2. PCR 具有高灵敏性的特点,极微量的污染即可导致假阳性结果,在实验的各步骤要防止污染。

3. 克隆反应体系的建立,要注意载体与插入片段的摩尔比以及反应时间。

4. 转化实验均需无菌操作,所有的器材及试剂均需进行灭菌处理,防止杂菌和杂 DNA 污染。

5. 重组质粒鉴定注意选择合理的菌落 PCR 方案,根据载体的通用引物配合 PCR 特异性引物组合出可行的扩增体系。

【临床意义】

1. 构建的重组质粒可用于荧光定量 PCR 检测 HBV 标志物的标准曲线制备。HBV DNA 定量检测能够直接反映 HBV 的存在、复制水平以及传染性的大小,可为乙型肝炎的早期诊断、病情判断、基因分型、疗效监测等提供更为有效的依据。

2. 构建的重组质粒可用于 HBV 疫苗的研制,更好地预防和控制乙型肝炎的流行。

【思考题】

1. DNA 克隆的载体要具备哪些必要元件和标志？

2. 如何筛选成功的重组质粒，其策略和方法有哪些？

3. 如果要以质粒 DNA 为载体克隆一个真核生物的基因，并使之在大肠埃希菌中表达，通常会遇到的问题是什么？

（李燕 陈娟）

实验三十七　荧光定量 PCR 高分辨率熔解曲线分析检测基因点突变

【目的】

掌握荧光定量 PCR 高分辨率熔解曲线（PCR-HRM）分析基因点突变的设计原则及方法；熟悉荧光定量 PCR 高分辨率熔解曲线分析方法的影响因素；了解基因点突变临床检测技术的研究进展。

【提示内容】

1. 实验目标可以是单基因遗传病突变杂合子或纯合子鉴定、HBV 耐药相关点突变、个体识别 SNP 突变检测等。可根据选定的基因，搜索 NCBI，输入基因名，找到对应编码序列（CDS）区，寻找基因突变位点进行引物设计。

2. 合理选择外周血基因组 DNA 提取方法，学生可考虑选择磁珠法或吸附柱法，综合考虑不同提取方法对曲线形状和分析的影响。

3. 基因突变会有不同的基因型，学生可考虑不同突变类型会产生哪些不同的熔解曲线进行实验分析，比较不同样本之间熔解曲线的位置和形状上的差异，来对基因型进行区分。

【器材】

高压灭菌锅、超净工作台、高速离心机、漩涡混匀器、微量移液器、离心管、冰箱、Nanodrop1000 定量测定仪、荧光定量 PCR 仪、PCR 反应管、各种吸头。

【试剂】

外周血 DNA 提取试剂盒、突变基因相关引物、LyGreen（20×）HRM 专用染料、dNTPs（2mmol/L）、$MgCl_2$（50mmol/L）、*Taq* 酶缓冲液、*Taq* 酶、10× 无镁聚合酶缓冲液。

【操作步骤】

1. 操作步骤参照"实验三十六 乙型肝炎病毒 DNA 检测标准品的制备"，以小组的形式完成实验设计方案，并进行汇报答辩。

2. 实验操作要求完成基因组 DNA 提取、点突变引物设计、荧光定量 PCR 等操作。

【注意事项】

1. 高分辨率熔解曲线对温度分辨率和均一性要求较高，PCR 扩增过程形成的熔解曲线取决于 DNA 碱基序列，当序列中发生点突变会改变解链温度。这就需要能够精确区分单个碱基且 T_m 差异极小的 PCR 仪，通过激发高能量光源来监测极小变化的熔解曲线。

2. 在外周血 DNA 提取前有几点注意事项：①将样品、试剂平衡到室温（15～25℃）；②将水浴或金属浴提前加热到 56℃。

3. PCR 反应条件和反应体系设置是决定 HRM 分析成功的关键：①保证参与反应体系的样本和其他组分的均一性。②若饱和荧光染料在 PCR 反应后加入，则需要适当修改反应条件，增加 2～3mmol/L Mg^{2+}，相应的退火温度提高 1～5℃。如果染料在反应前加入则无须修改反应条件。③HRM 分析以小片段 DNA 为佳，片段长度在 100～150bp 时实验可有较高的灵敏度。④PCR 引物设计与 HRM 分析的特异性有关，在引物设计中要避免二聚体和发卡结构的生成，浓度低于 200mmol/L，退火温度在 60℃左右为佳。

【临床意义】

高分辨率熔解曲线分析可实现全部基因变异类型的检测，灵活地增加检测通量，节约检测样品量、检测时间和成本，降低污染风险以满足临床检测需求。在临床分子诊断中主要应用于体细胞基因分型、稀有等位基因变异检测以及病原体检测；基因的突变扫描［检测杂合子 SNP、区段 / 碱基缺失、前后重复、杂合子缺失相关研究；疾病相关基因（癌基因）特定区段突变位点的扫描，新突变的发现］；基因组配型；等位基因频率分析；物种鉴定、品种鉴定；甲基化位点的筛查；法医学鉴定、亲子鉴定。

【思考题】

1. HRM 实验常用的饱和染料有哪些类型及其优缺点？
2. 简述 HRM 熔解曲线的分析，以及异常熔解曲线情况分析。

（王佳谊）

实验三十八 线粒体 DNA 的异质性突变检测

【目的】

掌握线粒体 DNA（mitochondrial DNA，mtDNA）的异质性突变检测实验设计方法及原则；熟悉 mtDNA 异质性突变检测的临床意义；了解 mtDNA 突变检测的临床进展。

【提示内容】

1. 合理选择外周血基因组 DNA 提取方法，可以选择乙酸钾裂解法、酚 - 三氯甲烷提取法等。根据实验室条件优选其中一种方案，设计出可行的实验执行方案。提取后进行 DNA 纯度、浓度的测定。

2. 查阅文献，找到 mtDNA 异质性突变的相关信息（突变序列、所产生的酶切位点等）。可以选择一个常见的异质性突变位点，设计引物进行 PCR 扩增。

3. 根据找到的扩增片段限制酶位点进行酶切，并根据酶切图谱结果进行 mtDNA 异质性突变位点的检测与判断。

【器材】

PCR 扩增仪、PCR 反应管、离心管、移液器、吸头、离心机、紫外分光光度计、漩涡混匀器、水浴锅、干热器、电泳仪、紫外凝胶分析系统、恒温水浴锅等。

【试剂】

蛋白酶 K、3mol/L 乙酸钾溶液、红细胞裂解液、白细胞消化液、异丙醇、无水乙醇、70% 乙醇、限制性内切酶（*Apa*Ⅰ、*Bsm*AⅠ、*Xba*Ⅰ等）、琼脂糖、TAE 缓冲液、Gel-Red 核酸染料、

10×PCR 反应缓冲液、dNTPs、*Taq* DNA 聚合酶、3mol/L NaAc、苯酚/三氯甲烷（1∶1）、TE（pH 8.0）。

【操作步骤】

1. 操作步骤参照"实验三十六 乙型肝炎病毒 DNA 检测标准品的制备"，以小组的形式完成实验设计方案，并进行汇报答辩。

2. 有条件的实验室可完成部分或全部实验。

【注意事项】

1. 在制订分析方案时，要对检测靶标基因的突变位置和性质有所了解。如果采用限制性内切酶酶切，理想情况下应在突变位置存在自然或由突变产生的酶切位点。

2. 检测突变时，有时可能出现假阴性结果，这主要发生在引起酶切位点消失的突变情况下，因此要注意酶切位点的选择。

3. PCR 具有高灵敏性的特点，极微量的污染即可影响结果，在实验的各步骤均要防止污染。

【临床意义】

1. mtDNA 异质性突变可导致多种线粒体疾病，如线粒体脑肌病、线粒体心肌病、耳聋、糖尿病、高血压等。mtDNA 异质性突变的检测，可以为临床确诊疾病提供更可靠的证据，并为其亲属提供遗传咨询。

2. mtDNA 异质性突变以点突变为主，因此分子生物学检验首选点突变的检测方法，如 PCR-RFLP、PCR-ASO、PCR-DHPLC、基因测序等，其中 PCR-RFLP 是临床上进行点突变检测最常用的方法之一，其利用限制性内切酶剪切患者的线粒体 DNA，所得到的多态性位点可以帮助我们从基因水平进行疾病分析。

【思考题】

1. 为什么选择血液样本来提取 DNA 进行线粒体 DNA 突变异质性检测？

2. 如何对 PCR 产物以及酶切产物进行结果的分析与鉴定？

3. 有哪些方法可以检测线粒体 DNA 的异质性突变？请比较不同技术的优缺点。

（王佳谊）

实验三十九　肺癌液体活检

【目的】

掌握肺癌循环肿瘤 DNA（circulating tumor DNA，ctDNA）的常用检测方法；熟悉肺癌液体活检的分子标志物种类；了解肺癌液体活检的临床应用。

【提示内容】

1. 检测前需要对样本进行前处理，采取合理的方法离心分离血浆。

2. ctDNA 的提取包括磁珠捕获法、离心柱法等。根据具体的检测应用及实验室条件选择相应的 ctDNA 提取方法。

3. 查阅文献，通过检索 NCBI 等生物信息库寻找特定突变基因如 EGFR 的基因组信息，设计 EGFR 的 PCR 扩增引物。

4. 对于 ctDNA 检测，可根据实验室条件选用荧光定量 PCR、高通量测序等检测方法。

【器材】

高压灭菌锅、荧光定量 PCR 仪、DNA 定量分析仪、二代测序仪、离心机、电热恒温水浴锅、垂直混合仪、磁力架、微量移液器、离心管、冰箱等。

【试剂】

1. 血浆游离 DNA 提取纯化试剂盒。
2. 血浆游离 DNA 突变检测试剂盒。
3. DEPC 水。
4. 无水乙醇，纯度≥99.7%，分析纯。
5. 异丙醇，纯度≥99.7%，分析纯。

【操作步骤】

1. 操作步骤参照"实验三十六 乙型肝炎病毒 DNA 检测标准品的制备"，以小组的形式完成实验设计方案，方案须详细说明样本制备、文库构建、高通量测序及数据处理分析的步骤和预期结果。

2. 有条件的实验室可完成部分或全部实验，并对实验结果进行详细分析，包括但不限于数据的质量控制、结果的解释及意义。

【注意事项】

1. 严重溶血、高脂血症、高胆红素样本存在游离 DNA 提取失败的可能。
2. 样本反复冻融不得超过 5 次，否则会导致样本中的 DNA 降解。
3. PCR 反应中，待测样本、阳性对照、弱阳性对照和阴性对照须按照相同操作进行同步分析。

【临床意义】

相较于传统组织活检，肺癌液体活检是一种革命性的无创检测方法，它通过分析血液中循环肿瘤细胞、ctDNA、外泌体等生物标志物，提供了一种无创、重复性高、实时监测的肿瘤检测手段。ctDNA 是一种由凋亡或坏死的肿瘤细胞释放到血液中的游离 DNA，富含肿瘤的基因突变、甲基化修饰和拷贝数变异等关键遗传信息，使其成为早期诊断、精准治疗、预后评估和耐药监测的有力工具。ctDNA 检测具有采集方便、无创、安全等优势，通过 ctDNA 检测能够高效获取肿瘤细胞基因的结构、表达水平等遗传信息，有利于肿瘤发病机制的研究，以及更全面地检测目标基因的变异，为靶向药物的研发和选择提供巨大的支持。

【思考题】

1. 简述肺癌突变基因高通量测序中数据分析的要点。
2. 简述液体活检检测结果可能出现假阳性、假阴性的原因。

（王佳谊）

实验四十　宏基因组测序用于难治性感染的检测

【目的】

掌握宏基因组测序（metagenomic next generation sequencing, mNGS）用于感染性疾病病原检测的基本实验流程；熟悉微生物测序数据的种属比对分析方法；了解 mNGS 应用于感染性疾病的临床适应证。

【提示内容】

1. 充分考虑血流感染可能的病原微生物（病毒、细菌、真菌），查阅文献，比较不同核酸提取方法，选择最优方法以保证核酸的提取质量。

2. 阅读试剂和仪器说明书，了解本实验室的文库制备、基因测序的相关配套试剂，选择具有较高效能的试剂盒，对提取的 DNA/RNA 经过裂解和连接修饰后，构建成测序文库。将文库进行高通量测序，经过测序得到原始数据。

3. 利用生物信息学软件将序列比对到已知的基因组数据库或进行从头组装，从而获得每个样本中微生物的序列信息。对比对或组装得到的序列信息，利用多种算法进行物种鉴定、功能注释、群落结构分析等，以获得微生物群落的组成和功能信息。

【器材】

自动化提取建库仪、荧光定量仪、NGS 基因测序平台、生物信息数据分析服务器、游离 DNA 样本保存管、测序芯片、生物安全柜、超净工作台、PCR 扩增仪、PCR 反应管、微量移液器、吸头、高速台式离心机、恒温水浴锅、漩涡混匀器、温湿度计、医用冷藏冷冻箱、纯水仪、计时器、镊子等。

【试剂】

商品化 DNA 提取试剂盒、建库试剂盒、测序反应试剂盒、生物信息学分析软件等。

【操作步骤】

1. 核酸提取步骤参照"实验三十六　乙型肝炎病毒 DNA 检测标准品的制备"，其他实验流程可以参照试剂说明书进行。

2. 以小组的形式完成实验设计方案，并进行汇报答辩。

3. 有条件的实验室可完成部分或全部实验。

【注意事项】

1. 针对不同小组同学们的兴趣，可以选择血液、脑脊液、胸腔积液等样本作为实验对照。

2. 实验中用到的离心管、移液器的吸头必须保证无 DNase 活性；吸头应带有滤芯，以防样本 DNA 污染移液器枪管，以及形成气溶胶污染实验室环境。

3. 检测试剂盒应与说明书所推荐的仪器和材料配套使用，其他仪器、材料与本试剂盒配套使用时，应经过性能验证。

4. 为保证 mNGS 的检测质量，须注意高通量测序数据分析及结果解读的标准化。

【临床意义】

mNGS 可以用于分析环境样本或生物样本中的全部基因组信息，不仅可以用于发现潜在病原体，还可以根据测序结果预测其抗生素耐药基因、毒力因子等生物学特征，有助于了解感染病原体的特性和抗菌药物耐药情况，进而指导医生选择合适的抗生素治疗方案，提高临床医生对难治性感染的诊治能力。目前 mNGS 已经广泛应用于群落结构、物种组成、系统进化、基因功能和代谢网络等领域的研究和应用分析。

【思考题】

1. 使用 mNGS 技术时，如何评估环境微生物对检测结果的影响？
2. 样本前处理过程对 mNGS 的检测结果可能产生怎样的影响？

（李志荣）

附录 临床分子生物学检验技术实验常用缓冲液与试剂的配制

一、常用缓冲液的配制

1. **0.01mol/L PBS 缓冲液（pH 7.2 或 pH 7.4）** 称取 8g NaCl、0.2g KCl、1.44g Na_2HPO_4 和 0.24g KH_2PO_4 溶于 800ml 蒸馏水中，以浓 HCl 调节 pH 至 7.2 或 7.4，然后加去离子水定容至 1L。分装后高压灭菌。

2. **1mol/L Tris-Cl 缓冲液** 将 121.1g Tris 溶解于 800ml 去离子水中，用浓 HCl 调节 pH 至所需值（附表 1），加去离子水定容至 1L，分装后高压灭菌。注意：应使溶液冷却至室温（25℃）后再调定 pH。

附表 1 常用 pH 的 Tris-Cl 缓冲液配制

所需 pH（25℃）	浓 HCl（11.6mol/L）体积 /ml
7.2	76
7.4	71.3
7.6	66
7.8	56
8.0	46
8.2	38
8.4	28.5
8.6	21
8.8	14
9.0	8.6

3. **10 × TE 缓冲液（pH 7.4 或 pH 7.6 或 pH 8.0）** 量取 1mol/L Tris-Cl 缓冲液（pH 7.4 或 pH 7.6 或 pH 8.0）100ml，0.5mol/L EDTA（pH 8.0）20ml，置于 1L 烧杯中，加入约 800ml 去离子水，充分搅拌溶解，定容至 1L，高压灭菌后室温保存。

4. **5 × TBS 缓冲液（pH 7.6）** 称取 Tris 12.1g，NaCl 40g，加去离子水 800ml，充分搅拌溶解，用 HCl 调节 pH 至 7.6，定容至 1L。室温保存。应用液为 1 × TBS。

5. **凝胶电泳缓冲液**

（1）5 × TBE：称取 54g Tris 和 27.5g 硼酸，量取 20ml 0.5mol/L 的 EDTA 溶液（pH 8.0），加入约 800ml 去离子水中，充分搅拌溶解，用去离子水定容至 1L，室温保存。应用液为 0.5 × TBE。

（2）50 × TAE：称取 242g Tris，量取 100ml 0.5mol/L 的 EDTA 溶液（pH 8.0）、57.1ml 冰乙酸，加入约 800ml 去离子水中，充分搅拌溶解，用去离子水定容至 1L，室温保存。应用液为 1 × TAE。

（3）10×Tris-甘氨酸：称取 Tris 30.3g，甘氨酸 188g（电泳级），SDS 10g，加去离子水定容至 1L，应用液为 1×Tris-甘氨酸。

（4）10×MOPS：将 48.1g MOPS 溶解于 700ml 灭菌的 DEPC 处理水中，用 2mol/L NaOH 调整 pH 至 7.0。加 DEPC 处理的 1mol/L NaAc 20ml 和 0.5mol/L EDTA（pH 8.0）20ml。用 DEPC 处理的水将体积调到 1L。用 0.45μm 滤膜过滤除菌，室温避光保存，临用时稀释 10 倍。

6. 凝胶上样缓冲液

（1）6×蔗糖上样缓冲液：0.25% 溴酚蓝，0.25% 二甲苯青，40% 蔗糖水溶液，4℃保存。

（2）6×聚蔗糖上样缓冲液：0.15% 溴酚蓝，0.15% 二甲苯青，15% 聚蔗糖（Ficoll 400），5mmol/L EDTA。

（3）10×甲醛上样缓冲液（0.1% DEPC 水配制）：0.25% 溴酚蓝溶液，0.25% 二甲苯青，50% 甘油溶液，1mmol/L EDTA（pH 8.0），高压灭菌后分装 4℃保存。

（4）6×碱性上样缓冲液：0.3mol/L 氢氧化钠，0.15% 溴甲酚绿，0.25% 二甲苯青，18% 聚蔗糖（Ficoll 400），6mmol/L EDTA。

（5）10×SDS/甘油上样液：0.2% 溴酚蓝，0.2% 二甲苯青，200mmol/L EDTA，0.1% SDS，50% 甘油。

二、常用贮存液的配制

1. 0.5mol/L EDTA（pH 8.0）溶液　称取 186.1g EDTA-Na·2H$_2$O，溶入 800ml 去离子水中，磁力搅拌器剧烈搅拌，用 NaOH 调节 pH 至 8.0（约需 20g NaOH），定容至 1L，分装后高压灭菌备用。

2. 酚/三氯甲烷溶液　将酚和三氯甲烷等体积混合后，用 0.1mol/L Tris-Cl（pH 7.6）抽提数次以平衡混合物，置于棕色玻璃瓶中，覆盖等体积 0.01mol/L Tris-Cl 液层（pH 7.6），于 4℃保存（注意：酚腐蚀性很强，可引起严重烧伤，操作时应戴手套及防护镜，在化学通风橱内操作，与酚接触过的部位应用大量水清洗，忌用乙醇）。

3. RNA 酶 A 母液　将 RNA 酶 A 溶于 10mmol/L Tris-Cl（pH 7.5），15mmol/L NaCl 中，配成 10mg/ml 的溶液，于 100℃加热 15 分钟，使混有的 DNA 酶失活。冷却后用 1.5ml 离心管分装成小份保存于 -20℃。

4. 10mg/ml 蛋白酶 K 溶液　以灭菌的 50mmol/L 的 Tris-Cl（pH 8.0）溶液配制，小量分装，-20℃保存。

5. 0.1% 焦碳酸二乙酯（DEPC）水　将 1ml DEPC 加入 1 000ml 双蒸馏水中混匀，即体积分数为 0.1%，室温下放置过夜，高压灭菌使残余 DEPC 失活。室温保存。

6. 3mol/L 乙酸钠（pH 5.2）溶液　将 408.1g 三水乙酸钠溶于 800ml 水中，用冰乙酸调节 pH 至 5.2，加水定容至 1L。分装成小份后高压灭菌。

7. 3mol/L 乙酸钾溶液（用于碱裂解）　在 60ml 乙酸钾溶液（5mol/L）中加入 11.5ml 冰乙酸和 28.5ml 水，即成乙酸根浓度为 5mol/L 而钾浓度为 3mol/L 的溶液，调节 pH 至 5.5。高压灭菌后保存于 4℃，用时需冰浴。

8. 氨苄西林（Amp）母液　用无菌水配制成 100mg/ml 水溶液，过滤除菌（0.22μm），滤液于 -20℃贮存备用。

9. 2mol/L 的乙酸钠（pH 4.0）溶液　在 800ml 水中溶解 272.1g 三水乙酸钠，用冰乙酸调节 pH 至 4.0，加水定容到 1 000ml，分装后高压灭菌。

10. 30% 丙烯酰胺溶液 在 60ml 水中加入 29g 丙烯酰胺和 1g N,N′-亚甲双丙烯酰胺，加热至 37℃使其溶解，加水定容至 100ml。用滤器（0.45μm 孔径）过滤除菌，测定溶液 pH 应不大于 7.0。置棕色瓶中室温保存。

注意：丙烯酰胺具有很强的神经毒性并可通过皮肤吸收。称量丙烯酰胺和 N,N′-亚甲双丙烯酰胺时应戴手套和面具。

11. 10mol/L 乙酸铵溶液 在 70ml 水中溶解 77g 乙酸铵，加水定容至 100ml，过滤除菌。

12. 10% 过硫酸铵溶液 称取 1g 过硫酸铵溶于 10ml 蒸馏水中，在 4℃冰箱中可保存数周。

13. 20×SSC(pH 7.0)溶液 称取 88.2g 枸橼酸钠和 175.3g NaCl 溶于 800ml 蒸馏水中，用 10mol/L NaOH 溶液调节 pH 至 7.0，加蒸馏水定容至 1L，分装后高压灭菌。

14. 1mol/L CaCl$_2$ 溶液 将 54g 的 CaCl$_2$·6H$_2$O 溶解于 200ml 超纯水中，0.22μm 滤器过滤除菌，分装成 10ml/小份，-20℃贮存。

15. 5mol/L NaCl 贮存液 在 800ml 蒸馏水中溶解 292.2g NaCl，定容至 1L，分装成小份后高压灭菌备用。

16. 1mol/L MgCl$_2$ 溶液 在 800ml 水中溶解 203.3g MgCl$_2$·6H$_2$O，用蒸馏水定容至 1L，分装成小份并高压灭菌备用。注意：MgCl$_2$ 极易潮解，应注意启用新瓶后勿长期存放。

17. 1mol/L DTT 溶液 在 20ml 0.01mol/L 乙酸钠溶液（pH 5.2）中溶解 3.09g DTT，过滤除菌，分装成 1ml/小份，-20℃贮存。DTT 或含有 DTT 的溶液不能进行高压处理。

18. 20mg/ml X-gal 溶液 将 20mg X-gal 溶于 1ml 二甲基甲酰胺中，装有 X-gal 溶液的试管需用铝箔封裹以防因受光照而被破坏，并应贮存于-20℃。X-gal 溶液不需要过滤除菌。

19. 200mg/ml IPTG 溶液 将 2g 的 IPTG 溶于 8ml 蒸馏水中，定容至 10ml，0.22μm 滤器过滤除菌，分装成 1ml/小份，贮存于-20℃。

20. BCIP 贮存液 在 10ml 100% 的二甲基甲酰胺中溶解 0.5g 的 5-溴-4-氯-3-吲哚磷酸二钠盐（BCIP），4℃保存。

21. NBT 贮存液 把 0.5g 氯化硝基四氮唑蓝（NBT）溶解于 10ml 70% 的二甲基甲酰胺中，保存于 4℃。

22. 10mmol/L PMSF 溶液 将苯甲基磺酰氟（PMSF）溶于异丙醇，制成 1.74mg/ml（10mmol/L）溶液，分装成小份，-20℃贮存。如有必要，可配制成高浓度贮存液（17.4mg/ml 即 100mmol/L）。

注意：PMSF 严重损害呼吸道黏膜、眼及皮肤，可因吸入、吞进或通过皮肤吸收后有致命危险。操作时戴手套和安全眼镜，在化学通风橱使用。一旦眼或皮肤接触了 PMSF，应立即用大量水冲洗之，凡被 PMSF 污染的衣物应予丢弃。

23. 5mol/L NaCl 溶液 在 800ml 水中溶解 292.2g NaCl，加水定容至 1L，分装后高压灭菌。

24. 10% SDS 溶液 在 900ml 水中加入 100g 电泳级 SDS，加热至 68℃助溶，用浓盐酸调节 pH 至 7.2，加水定容至 1L，分装备用。

注意：SDS 的微细晶粒易于扩散，因此称量时要戴口罩或面罩。称量完毕后要清除残留在工作区和天平上的 SDS。10% SDS 溶液不需要灭菌。

25. 100% 三氯乙酸溶液 在装有 500g 三氯乙酸的瓶中加入 227ml 水，即成 100%（m/v）三氯乙酸溶液。

26. **25% 考马斯亮蓝 R 染色液** 取考马斯亮蓝 R-250 2.5g、甲醇 450ml、冰乙酸 100ml、蒸馏水 450ml，过滤后使用。

27. **10mg/ml 牛血清白蛋白（BSA）溶液** 在 9.5ml 水中加入 100mg BSA。注意是将蛋白加入水中，而不是将水加入蛋白以减少变性，轻轻摇动使其完全溶解。加水定容至 10ml，分装成小份，-20℃贮存。

28. **50×Denhardt 溶液** 称取 5g 聚蔗糖（Ficoll 400）、5g 聚乙烯吡咯烷酮（PVP-40）和 5g 牛血清白蛋白，溶于 400ml 双蒸馏水中，定容至 500ml。无菌抽滤，分装后 -20℃贮存。

（李 燕）

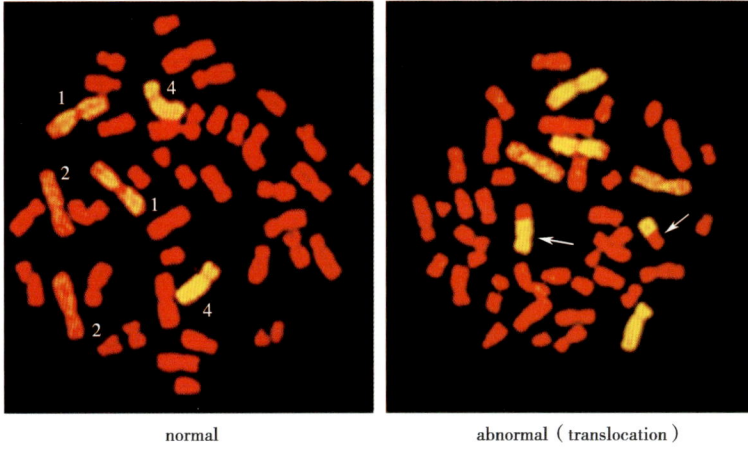

彩图 2-4　以碘化丙啶（PI）染色的染色体荧光原位杂交结果

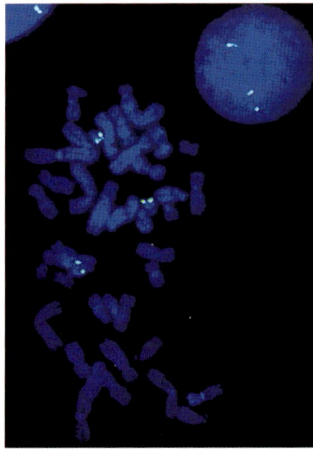

彩图 2-5　以 DAPI 染色的染色体荧光原位杂交结果

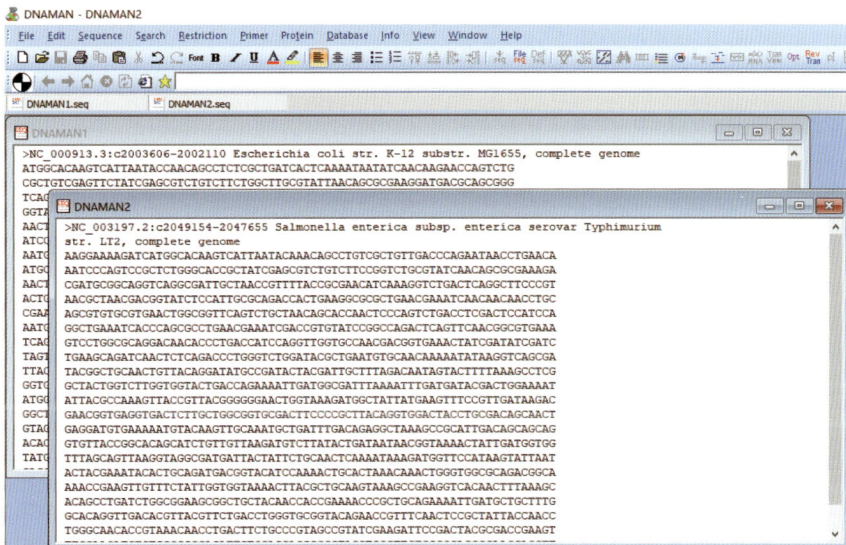

彩图 2-8　使用 DNAMAN 软件建立比对序列文件

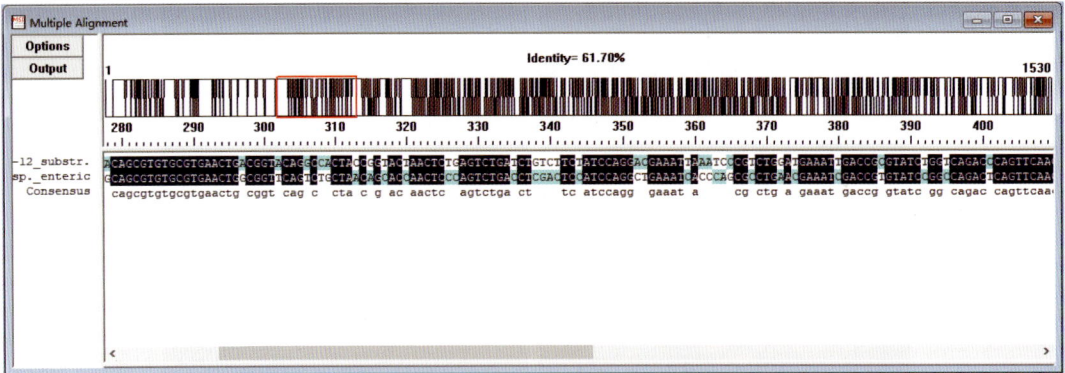

彩图 2-9　不同 *fliC* 基因序列比对结果

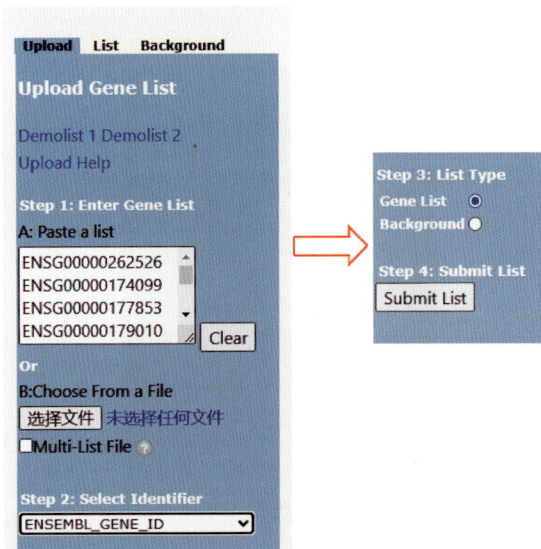

彩图 2-11　基因序列提交页面

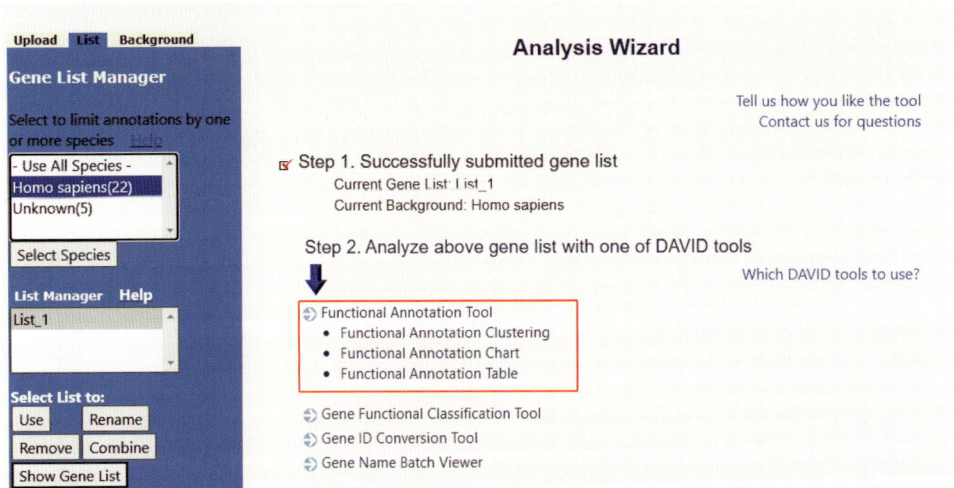

彩图 2-12　物种选择和分析提交页面

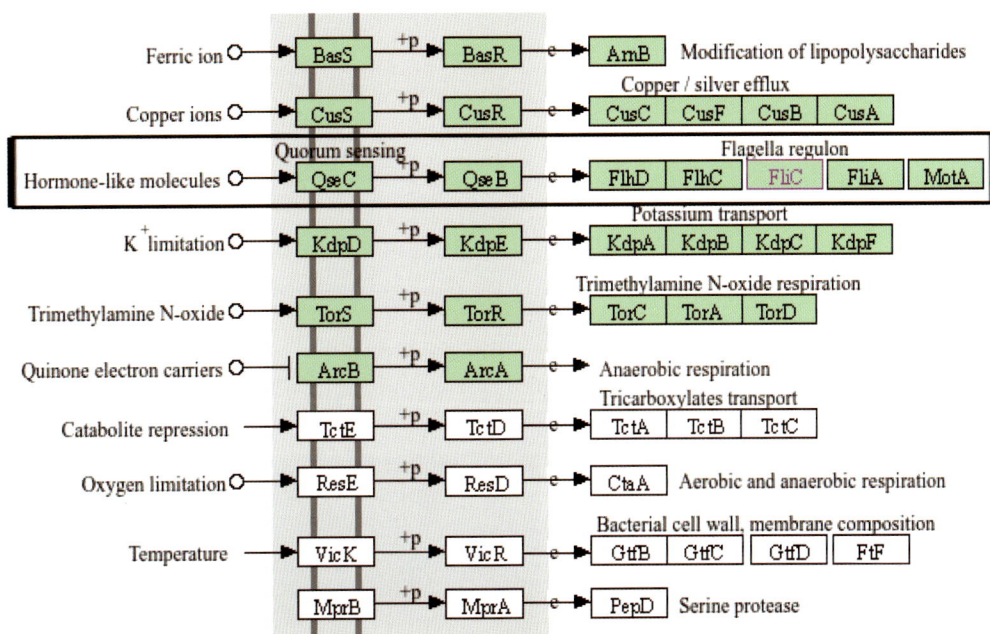

彩图 2-16　KEGG PATHWAY 分析通路图详情

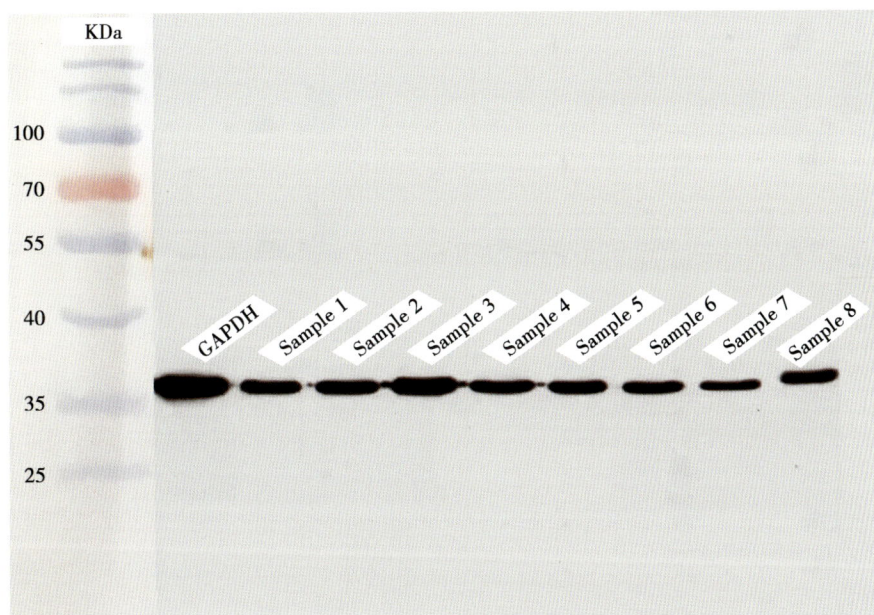

彩图 2-22　Western 印迹检测肿瘤细胞 GAPDH 蛋白的表达

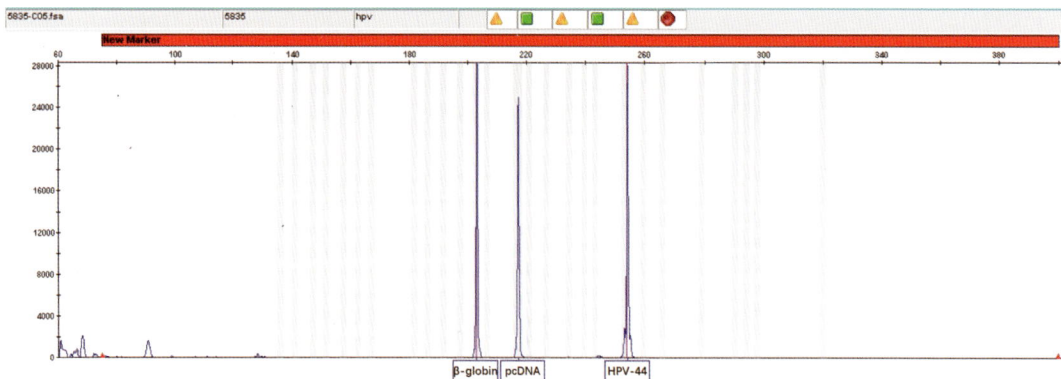

彩图 3-1　毛细管电泳结果荧光峰图示意

注：β-globin，人 DNA 内参；pcDNA，内置反应内参。

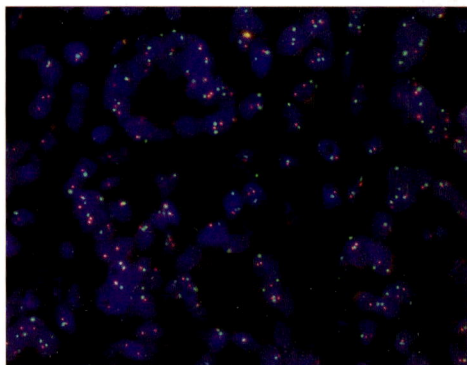

彩图 3-9　*HER-2* 基因扩增阴性结果

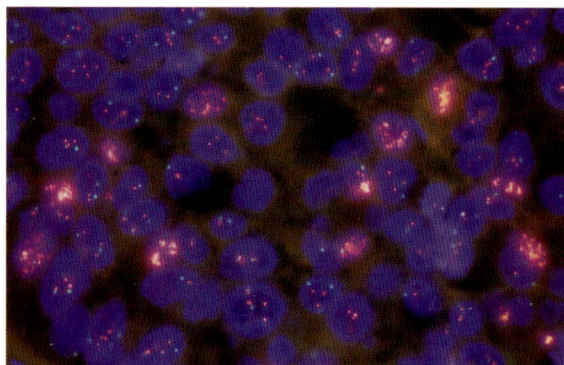

彩图 3-10　*HER-2* 基因扩增阳性结果

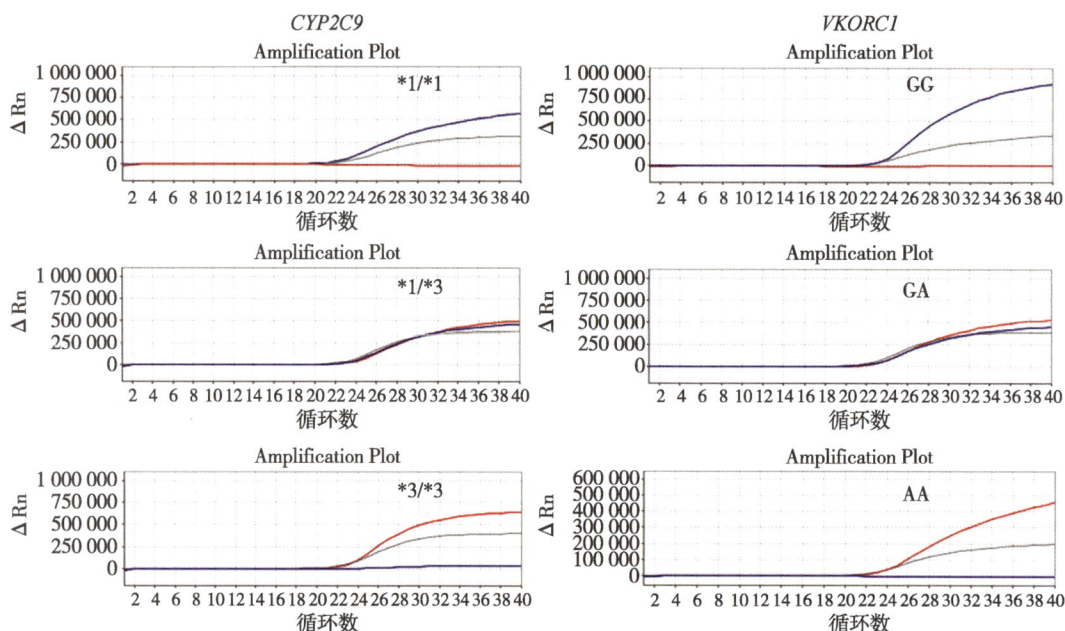

彩图 3-11　*CYP2C9* 和 *VKORC1* 基因型检测结果示意图

80